TRAITÉ

DES

MALADIES DES YEUX.

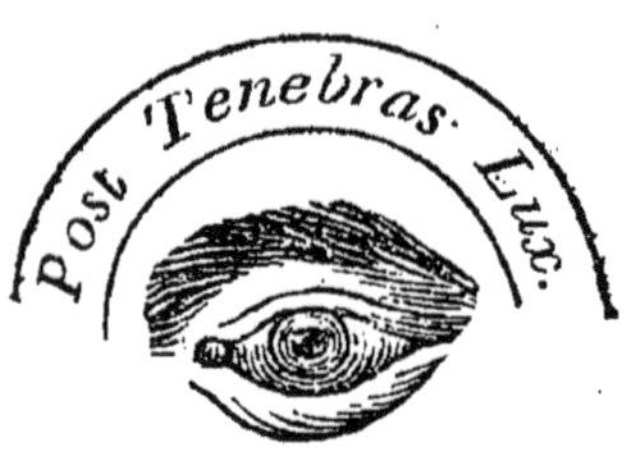

AVIS.

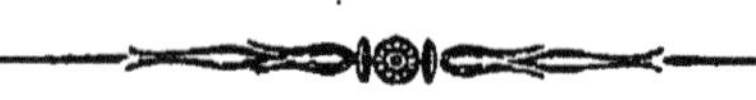

L'AUTEUR informe le public ainsi que les personnes charitables qui aiment à soulager les indigens, que la Dispenserie générale et royale de Londres, qu'il dirige, est située *high Holborn*, nᵒ. 98, et qu'elle est ouverte depuis plusieurs années aux pauvres dont les maladies sont traitées gratis, chaque jour, à quatre heures, par un aide.

Il desire aussi que l'on sache qu'aussitôt l'heureuse paix qui a rendu le bonheur à l'Univers, il s'est empressé de venir faire jouir les habitans de Paris des bienfaits de son remède, sans qu'ils soient obligés d'aller à Londres ; et il recevra gratis les indigens, tout le temps qu'il demeurera dans cette capitale, en son hôtel, rue de Provence, nᵒ. 56 : il leur suffira d'apporter un certificat d'indigence du bureau de bienfaisance, et de se rendre à quatre heures de relevée.

Il croit aussi devoir prévenir le public, pour éviter toute supercherie, que son médicament ne se trouve nulle part qu'à Londres, *red Lion square*, nᵒ. 3, délivré par son fils, ou à Paris, à son domicile actuel, délivré par lui-même, et qu'on ne peut se le procurer qu'en écrivant (franc de port), à l'une ou à l'autre de ces indications ; qu'ainsi, toutes personnes qui se prétendraient employées par lui pour distribuer son médicament, ou pour agir comme son agent, à quelque lieu et à quelqu'époque que ce soit, antérieurement au premier janvier 181 , doivent être considérées comme des imposteurs, et traitées comme tels.

TRAITÉ

DES

MALADIES DES YEUX,

AVEC

DES OBSERVATIONS PRATIQUES, CONSTATANT LES SUCCÈS OBTENUS, TANT A PARIS QU'A LONDRES, PAR L'USAGE D'UN TOPIQUE INVENTÉ

PAR J. WILLIAMS,

OCULISTE DU DISPENSAIRE ROYAL ET GÉNÉRAL DE LONDRES, Y DEMEURANT, Nº 3, RED LION SQUARE.

DÉDIÉ AU ROI, AVEC PERMISSION.

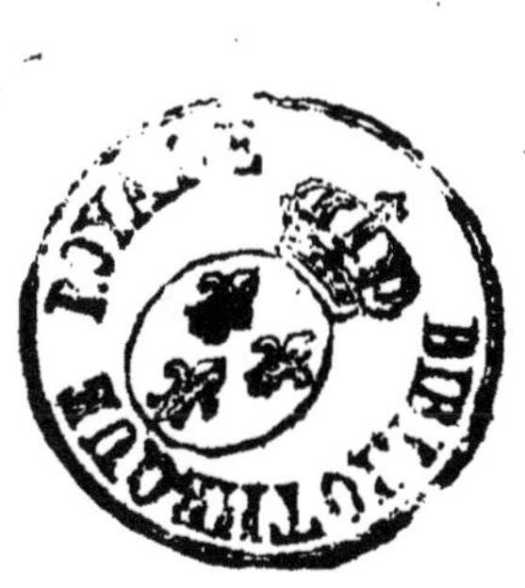

PARIS,

Imprimerie de MAUGERET, faubourg St.-Martin, nº. 38.

Septembre 1814.

AU ROI DE FRANCE

ET

DE NAVARRE,

LOUIS LE DESIRÉ.

SIRE,

Votre Majesté voudra-t-elle bien permettre à un étranger, admirateur de ses rares vertus, de mettre à ses pieds un ouvrage, fruit de ses veilles et de son expérience ? L'auteur n'a eu pour but, en l'écrivant, que de soulager l'humanité. N'est-ce pas un titre à votre bienveillance ? Daignez , SIRE, en accueillant le livre, donner à l'auteur la récompense la plus douce, à laquelle il ait jamais osé aspirer. Sa reconnaissance égalera l'admiration que commande à l'Univers entier, un Prince, dont toutes les actions sont autant de prodiges de justice et de bienfaisance.

Il est, avec le plus profond respect,

SIRE ,

de Votre Majesté ,

Le très-humble , très-obéissant et très-soumis serviteur ,

JOHN WILLIAMS, OCULISTE.

Paris , ce 18 Septembre 1814.

PROLÉGOMÈNES.

P_LUSIEURS chirurgiens célèbres (1) ont déjà écrit sur les maladies des yeux. Leur talent et leur grande réputation auraient dû naturellement éloigner de mon esprit le dessein de traiter la même matière, si, propriétaire et inventeur d'un moyen assuré de guérir un grand nombre de ces maladies, jusqu'à présent réputées incurables, je n'avais cru devoir, pour le bien de l'humanité, faire connaître mon procédé, et le résultat de mon expérience.

Les affections qui atteignent les yeux sont suffisamment connues pour que je puisse me dispenser d'en faire une description minutieuse. L'ouvrage que je publie aujourd'hui sera donc autant l'exposé de ma pratique particulière, qu'un tableau comparatif de la manière de les traiter, et des succès obtenus par mon médicament.

Je vais seulement parcourir rapidement les diverses causes qui peuvent altérer la vue ou en occasionner la perte, afin de n'avoir à traiter que des faits dans le corps de l'ouvrage.

____

(1) Ware, Pott, Scarpa, Guérin, le frère Come, Deschamps.

Que la vue soit subordonnée au tact pour la correction des idées fausses qu'elle nous donne souvent de la grandeur, de la figure et de la distance des objets, ainsi que le pense un grand naturaliste (1), ou que le seul exercice de l'organe auquel elle est confiée, puisse la rendre propre à saisir et discerner ces diverses qualités du corps, comme le croit un célèbre métaphysicien français (2); il n'en est pas moins vrai que, de tous les sens, c'est celui qui nous procure les jouissances les plus douces, celui par lequel nous recevons les impressions les plus variées de la part de tout ce qui nous entoure. C'est donc toujours aux dépens de notre bonheur, et du perfectionnement de nos facultés, que nous en sommes privés; quoiqu'alors les autres sens, nécessairement plus exercés, et par cela même plus raffinés, y suppléent en quelque sorte.

Or, la perte de la vue peut dépendre de causes d'autant plus diversifiées, que l'œil étant formé de beaucoup de parties différentes, solides et fluides, parsemé d'une foule de vaisseaux, et animé par une infinité de nerfs; une structure aussi complexe expose cet organe fécond en merveilles étonnantes, et qui mérite à

(1) Buffon.
(2) Condillac.

juste titre le nom de miroir de l'âme, à des maladies sans nombre, qui, toutes, contribuent plus ou moins à en altérer les fonctions, à pervertir, diminuer, suspendre momentanément, ou même anéantir pour toujours la faculté de voir.

Quoique toutes les cécités ne soient pas susceptibles de guérison, il en est cependant qui cèdent aux soins bien dirigés de la chirurgie, et à l'application de remèdes sagement administrés, comme j'ai eu si souvent occasion de m'en assurer par l'usage du topique que je possède, et dont j'entreprends de faire connaître les propriétés dans cet ouvrage.

Il importe donc de bien connaître les causes qui ont entraîné la perte de la vue, afin d'y remédier lorsque les désordres ne sont pas inaccessibles à nos moyens.

Quelquefois la cécité existe de naissance; mais ordinairement elle se manifeste par les progrès de l'âge, à la suite d'une lésion particulière de l'œil, ou après une affection générale de l'économie. Elle peut aussi résulter d'une cause externe ou interne, ne durer qu'un certain laps de temps, ou persister toujours.

Examinons rapidement dans cette préface, qui va servir d'introduction à mon ouvrage, ces diverses espèces de cécité congeniale, sé-

nile, idiopathique, symptomatique, accidentelle, passagère et permanente; le renversement des cils qui sont destinés à protéger l'œil
contre l'action des corps ambians qui en auraient
bientôt altéré la structure délicate, à étendre
uniformément les larmes sur la surface, et à
graduer la masse de lumière qui s'y introduit
sur la sensibilité individuelle de la rétine, les
paupières peuvent cependant aussi s'opposer à
l'accomplissement de la vue. En effet, on voit
certains enfans venir au monde ayant ces deux
voiles mobiles réunis ensemble plus ou moins
complétement, soit par la continuité de leurs
tégumens respectifs, soit par une pellicule mince
interposée entre eux, et offrir quelquefois des
adhérences avec la surface de l'œil lui-même.
Cette dernière conformation est d'autant plus
fâcheuse, que les paupières non-seulement
sont collées à la sclératique, mais encore anti-
cipent sur la cornée transparente qui ne peut
plus donner accès aux rayons lumineux.

Pour que ces derniers aillent frapper la rétine, et y produire l'impression des objets d'où
ils émanent, il faut que l'iris leur livre passage.

Or, quelquefois la membrane, très-mince,
qu'on appelle pupillaire, et qui, chez les fœtus,
occupe toute l'étendue de la pupille future, au

lieu de se déchirer à l'époque de la naissance ou peu de temps après, se conserve intacte.

De même aussi on voit, chez certains enfans, l'iris adhérer par sa face interne à la partie postérieure de la cornée, et ne présenter aucune ouverture, ou n'en offrir qu'une irrégulière, mal située, et insuffisante pour le passage de la lumière, qui peut être également interceptée par une cataracte développée dans le sein même de la mère.

Dans tous ces cas, l'enfant vient au monde aveugle ; on peut lui faire recouvrer la vue, en détruisant la coalition des paupières, en incisant la membrane interpalpébrale, en fendant la pellicule qui obstrue l'ouverture de la pupille, et en faisant l'extraction du cristallin opaque.

Mais l'adhérence des paupières au globe de l'œil ne présente aucun espoir de guérison, puisque la dissection de ces parties serait nécessairement suivie d'une large cicatrice, qui occupant toute l'étendue de la cornée, et en détruisant la pellucidité, intercepterait également la vue. On peut dire la même chose de l'union de l'iris avec la cornée transparente ; elle n'offre aucune ressource.

Les causes que je viens d'énumérer ne sont pas les seules qui déterminent la cécité conge-

niale ; elle peut encore tenir à une altération
du tissu propre de l'œil , à la conformation vicieuse de ses membranes , aux vices des humeurs qu'il renferme , à l'affection de l'expansion membraneuse du nerf optique , de ce nerf
lui-même , et de la portion du cerveau à laquelle
il correspond ; en un mot , à une foule d'autres
circonstances dans lesquelles toute tentative serait téméraire et infructueuse , quand même on
viendrait à les reconnaître , ce qui n'est pas
toujours possible. L'enfant demeure alors à
jamais aveugle : condition bien triste à la vérité ,
mais moins déplorable mille fois que celle
d'une personne qui se trouve privée tout-à-
coup de la vue , après en avoir joui pendant
un certain temps. Le sort de l'aveugle-né ressemble à celui du sourd-muet de naissance ; il
ne peut regretter un bien qu'il n'a jamais connu,
dont il n'a pas la moindre idée, et le dévelop-
pement des autres sens, notamment de celui du
toucher , que la nécessité oblige de perfection-
ner à un point fait pour nous étonner, le dé-
dommage en quelque sorte de la privation de
celui dont la nature lui a refusé la possession.

La cécité senile , résultat unique de l'accumulation des années , n'est pas un phénomène
fort ordinaire , mais n'est pas cependant non
plus sans exemple. Dans la lutte inégale qui a

lieu , chez les vieillards , entre la vie et les forces générales de la nature , les rouages de la première , chaque jour de plus en plus usés , finissent par céder aux efforts dirigés contre eux.

La machine animale se détruit pièce à pièce , et les organes qui, les premiers perdent leur antique énergie, sont ceux qui se trouvent à une grande distance du centre de la circulation ; et ceux dont la structure trop compliquée exige une application plus directe et plus immédiate des forces vitales. Les yeux appartiennent à cette dernière cathégorie ; aussi les voyons-nous diminuer de volume , et se dessécher en quelque sorte chez les vieillards , dont la vue , graduellement affaiblie , finit par se perdre tout à fait , faute des conditions indispensables pour que la machine optique accomplisse ses fonctions.

L'effet que déterminent ici les années , peut être également produit dans un âge moins avancé par la fatigue excessive des yeux.

La blancheur éblouissante d'un sol couvert de neiges éternelles, la clarté non moins vive d'un terrein sablonneux qui réfléchit fortement les rayons solaires , l'exposition continuelle à la lueur du feu ou des métaux en fusions , et l'application constante à des ouvrages qui , par leur ténuité et leur délicatesse , exigent une grande attention ou l'usage des verres propres à en accroître le volume, sont les sources de cécités qui dérivent d'une cause absolument semblable à celle qui prive les vieillards de la vue, et qui doivent par conséquent en être rapprochées.

C'est la raison qui fait qu'on trouve tant d'aveugles dans les climats glacés du nord, et dans les déserts brûlans de l'Afrique; que certains ouvriers, comme les horlogers, les graveurs, les forgerons, les fondeurs, les ciseleurs, etc., sont si exposés à perdre la vue de bonne heure : sort auquel l'usage continuel du télescope et du microscope condamne aussi un grand nombre d'astronomes et de naturalistes. Delà ce précepte hygiénique de la plus haute importance pour les gens de lettres, de travailler plutôt à une faible lumière qu'à une trop grande clarté; parce que la première fatigue bien moins les yeux que la seconde.

Parmi les cécités idiopatiques se rangent toutes celles qui dépendent d'une affection essentielle de l'organe de la vue tout entier, ou des diverses parties qui entrent dans sa composition. Ainsi, les squirres et les cancers du globe de l'œil ; l'hydrophthalmie portée à un haut degré d'intensité ; les végétations abondantes et chroniques de la conjonctive ; la dégénérescence particulière de cette membrane, qui a reçu les noms de *ptérygion* et de *drapeau*, suivant sa longueur et la forme qu'elle affecte ; le prolapsus de la cornée transparente ou le staphilome, autrement nommé *clou de l'œil*, *tête de mouche*, *melon*, *pomme*, et *raisinière*, d'après les variétés qu'il présente dans sa couleur et sa prolongation ; les phlyctènes et les pustules étendues de cette membrane, ses ulcérations, les cicatrices ou leucomas qui y succèdent, les fistules qui en sont fort souvent la suite ; les dépôts de matières purulentes ou de lymphe épaissie qui se manifestent, soit entre la cornée et la conjonctive, soit dans l'instertice des lames, dont se compose la première de ces deux membranes, comme le nuage ou néphélion, la veine, l'albugo et la perle ; les petits abcès de la cornée, improprement nommés *hypopïon* ; les collections purulentes dans les chambres antérieures et postérieures, constituant l'hypopïon proprement dit ; la procidence de l'iris ; l'opacité du cristallin, de la capsule et de l'humeur de Morgagni, formant les cataractes cristallines, membraneuses et laiteuses ; l'opacité de l'humeur vîtrée ou le glaucôme ; les varices volumineuses et les autres maladies de la toile choroïdienne ; la paralysie de la rétine et du nerf optique ; la compression de ce der-

nier par une exostose ou une tumeur orbi-
taire quelconque ; l'altération de la partie cérébrale d'où il tire son origine, etc. ; toutes
ces affections, dont le nombre est immense,
et qui sont à-la-fois le triomphe et l'écueil
de la chirurgie , toutes ces affections, dis-
je, peuvent devenir autant de cause de la perte
de la vue.

La cécité est très-fréquemment aussi accidentelle, c'est-à-dire, la suite d'une violence
extérieure, dirigée contre l'organe visuel ou
les parties qui l'entourent ; les plaies de toutes
espèces auxquelles cet organe est exposé, les
piqûres, les contusions, et surtout les lésions
étendues, produites par l'action d'un corps
tranchant, sont des causes très-ordinaires de
la cécité ; parce qu'opérant dans l'œil une so-
lution de continuité suffisante pour permettre
la sortie des humeurs qu'il renferme, en y
déterminant une tuméfaction telle, que pour
mettre fin aux douleurs atroces du malade,
et pour prévenir des accidens ultérieurs, bien
autrement graves, on est obligé d'inciser ou de
vider l'œil : elles réduisent ce dernier à un
moignon petit et retiré, qui manque de toutes
les conditions requises pour l'exercice de
la vue ; symptôme particulier qui a reçu le
nom de *Myosie* ou *Métose*. L'inflammation

de la conjonctive assez intense pour produire un bourrelet charnu, désigné par l'épithète de Chémosis; celle des paupières ou la blepharophtalmie et l'anthéacose; le relâchement et la paralysie de la paupière supérieure; la tuméfaction de l'inférieure; les tumeurs cystiques, lithiasiques ou phlegmoneuses, qui se développent dans leur épaisseur; l'exophtalmie provoquée par le gonflement des graisses de l'orbite, par le squirrhe de la glande lacrymale, ou par celui de la caroncule du même nom, etc., entraînent, de même à leur suite, la perte plus ou moins longtemps prolongée, ou, pour parler plus exactement, la suspension momentanée de la vue; quoique cette fonction puisse être aussi complètement abolie par une ophtalmie aigüe et violente, ou par une inflammation chronique de la conjonctive assez longtemps prolongée pour altérer le tissu de la membrane, l'épaissir, et en détruire la diaphanéité.

D'après tout ce qui précède, il est facile de concevoir que la cécité est tantôt temporaire, tantôt permanente. Nous cessons de distinguer les objets, lorsque nous passons d'un endroit fort éclairé dans un autre obscur, ou, réciproquement, d'un lieu obscur dans un endroit très-clair; mais quelques instans suffisent pour dissiper cette cécité, et pour mettre la sensibilité de notre rétine en équilibre avec la lumière qui la frappe. Un homme, plongé dans un sombre cachot, y demeure quelque temps aveugle; mais, comme il ne saurait y avoir d'obscurité parfaite, insensiblement sa rétine se met en rapport avec les faibles rayons dispersés dans l'atmosphère de sa demeure, et il finit par discerner parfaitement tout ce qui l'entoure : faculté qu'il perd ensuite, lorsqu'on le rend à la liberté et à la lumière.

C'est absolument le cas dans lequel se trouvent les personnes atteintes de nyctalopie et d'héméralopie : elles sont aveugles, les unes pendant le jour, et les autres pendant la nuit; leur cécité n'est donc que temporaire.

TRAITÉ PRATIQUE

DES

MALADIES DES YEUX,

AVEC

DES OBSERVATIONS ANALYTIQUES SUR L'HEUREUSE APPLICATION D'UN TOPIQUE DE L'INVENTION DE JOHN WILLIAMS, OCULISTE DE LONDRES.

CHAPITRE PREMIER.

DE tous les sens que la Providence nous a donnés, il n'en est aucun d'un usage aussi fréquent, et aussi nécessaire à notre bonheur et à notre conservation, que le sens de la vue; il n'est pas étonnant que les hommes se soient constamment occupés des moyens de le conserver, ou de le recouvrer, lorsqu'ils ont eu le malheur de le perdre : c'est pour cela que la médecine oculaire a été une des branches les plus cultivées de l'art de guérir. En écartant toute théorie mensongère, tout abus des calculs hypothétiques, contredits par l'expé-

*

rience, j'ai tâché, par une observation constante et raisonnée, de trouver un moyen qui,
sans avoir un succès complet dans tous les
cas, fût cependant d'une application générale,
et je crois avoir réussi, comme on pourra s'en
assurer par les faits nombreux que je vais rapporter, à mesure que la classification des
affections y donnera lieu.

Les maladies du globe de l'œil, proprement dit, sont : *les ulcères de la cornée, l'hy-
popion, la procidence de l'iris, la cataracte,
le resserrement et l'inactivité de la pupille, les
staphilômes, les hydropisies, l'amaurosis, l'héméralopie, le glaucôme*, etc., auxquelles on
peut joindre, comme symptômatiques, *les illusions momentanées de la vue, avec apparence de corps flottans dans l'atmosphère, la
névrologie temporale et occipitale*, qui accompagnée *d'éblouissement*, fait supporter ordinairement *la paralysie commençante du nerf optique*.

Divers moyens chirurgicaux ont été indiqués pour la guérison de la plûpart de ces
maladies ; mais comme ces moyens, souvent
chanceux, ne peuvent entrer dans mon cadre
que comme une partie accessoire, (eu égard
à la manière dont je considère les maladies
de l'œil) , et devant rapporter la cure de

ces infirmités à l'application de mon médicament, dont je m'attacherai à déterminer l'utilité, sans toutefois négliger le concours des moyens chirurgicaux qui est souvent indispensable, je dois me borner à la classification de six espèces de cécité suivantes ; chacune provenant d'un ordre de causes occasionnelles différentes, dont j'établirai les rapports comparatifs, à l'aide des faits que j'ai recueillis :

PREMIÈRE ESPÈCE. *Cécité variolique*, ou cécité occasionnée par la petite vérole.

DEUXIÈME ESPÈCE. *Cécité opthalmique*, ou occasionnée par les différentes ophtalmies.

TROISIÈME ESPÈCE. *Cecité cataractique*, ou occasionnée par les cataractes, soit qu'elles aient été opérées, ou qu'elles soient jugées non opérables.

QUATRIÈME ESPÈCE. *Cécité glaucomatique*, ou occasionnée par le glaucôme, ou par l'hydropisie.

CINQUIÈME ESPÈCE. *Cécité amaurosique*, ou occasionnée par la goute sereine.

SIXIÈME ESPÈCE. *Cécité accidentelle*, ou occasionnée par l'action des corps extérieurs sur le globe de l'œil, tels que la brûlure, les blessures, etc. etc.

Quoique j'écrive à la fois pour les gens de l'art, que je desire convaincre de l'utilité qu'ils pourront retirer dans leur pratique d'une sage application de mon remède; et pour les gens du monde, à l'égard desquels on peut considérer mon médicament comme un remède domestique, qui doit se trouver dans toutes les pharmacies bourgeoises; j'ai pensé que, pour les uns et pour les autres, il était nécessaire, pour être entendu, de donner, avant d'entrer en matière, une description anatomique succincte, mais exacte, de toutes les parties tant internes qu'externes de l'œil; puisque c'est des maladies de cet organe-là seulement que nous allons traiter.

Des Sourcils.

Les sourcils sont deux éminences arquées, recouvertes de poils, placées à la partie inférieure du front au-dessus de la paupière supérieure, et qui s'étendent depuis les côtés de la racine du nez jusqu'aux tempes; l'artère sourcillière, l'artère frontale, des branches de l'ophtalmique, et la temporale antérieure, envoient des rameaux dans l'épaisseur des sourcils.

Les sourcils sont doués d'une sensibilité

assez vive; ils ont pour usage d'écarter, par leur contraction, les rayons lumineux, et de préserver l'œil d'une lumière trop vive.

Des Paupières.

Les paupières sont deux espèces de voiles mobiles, placées sur la partie antérieure du globe de l'œil. On les distingue en supérieure et en inférieure.

La paupière supérieure, plus mobile que l'inférieure, descend un peu au-dessous du diamètre transversal de l'œil.

Les paupières sont formées de cartilages, de ligamens, de muscles, d'artères et de veines sanguines, de vaisseaux lymphatiques, de nerfs, de glandes, de membranes et de poils.

On trouve dans l'épaisseur du bord libre de chaque paupière une lame cartilagineuse, que l'on nomme cartilage tarse. Ces cartilages sont un peu moins longs que les paupières; celui de la supérieure a environ six lignes de largeur, et celui de l'inférieure n'a qu'environ deux lignes: ils sont plus larges à leur partie moyenne qu'à leur extrémité, et en quelque sorte demi-circulaires.

Les ligamens des paupières sont des pro-

ductions membraneuses et celluleuses, qui s'é-
tendent depuis le contour de l'orbite jusqu'aux cartilages tarses. Le ligament de la paupière supérieure est placé entre le muscle orbiculaire et la conjonctive; ces ligamens sont
assez épais vers le contour de l'orbite, où ils
semblent se confondre avec la lame externe
de la portion de la dure-mère qui tapisse cette
fosse; mais en s'éloignant de ce contour, leur
épaisseur diminue, et avant d'arriver au cartilage tarse, ils dégénèrent en tissus cellu-
laires. Ils sont percés en plusieurs endroits
pour donner passage à des vaisseaux et à des
nerfs.

Les muscles des paupières se distinguent en
commun et en propre. Le premier est l'orbiculaire des paupières, muscle qui en occupe
toute l'étendue, et qui, mince, ovalaire et
fendu transversalement, s'étend du grand angle
de l'œil à la partie antérieure de la tempe; le
second se nomme releveur de la paupière supérieure, et s'étend du sommet de l'orbite au
bord supérieur du cartilage tarse; de cette
paupière.

Les glandes des paupières, connues sous le
nom de glandes de *Meibonius*, sont de petites
follicules rondes, logées dans des sillons creu-
sés sur la face postérieure des cartilages tarses.

Ces follicules filtrent une humeur onctueuse, grasse et coulante pendant la vie; mais qui s'épaissit après la mort, et sort de leur ouverture sous la forme de vers, lorsqu'on les comprime. Cette humeur diminue les effets du frottement qui résulte du clignottement perpétuel des paupières, qui empêche que l'humeur des larmes ne tombe sur la joue.

La conjonctive est une membrane très-mince, qui, après avoir tapissé la face postérieure des paupières, se réfléchit sur la face antérieure du globe de l'œil qu'elle recouvre en entier. Cette membrane paraît formée par la continuation des tégumens fort amincis. Elle présente deux faces, une externe et une interne. Elle reçoit beaucoup de filets nerveux, qui lui communiquent grande sensibilité dont elle jouit. Cette membrane unit les paupières avec le globe de l'œil. La laxité de ses adhérences favorise les mouvemens de cet organe.

Le bord libre des paupières est garni de poils qu'on nomme cils. Ces poils forment deux et quelquefois trois rangées. Les cils modèrent l'impression de la lumière, lorsqu'elle est trop vive : ils servent aussi à empêcher que les ordures ou les insectes qui voltigent dans l'air, ne s'introduisent entre les paupières et le globe de l'œil.

La paupière inférieure est peu mobile ; mais la supérieure est douée d'une mobilité très-grande. Elle est élevée et abaissée alternativement par l'action de son muscle releveur et de l'orbiculaire. Ces mouvemens qu'on nomme clignottement, se succèdent plus ou moins rapidement, suivant la sensibilité de l'œil et la vivacité de la lumière.

Les paupières mettent le globe de l'œil à l'abri d'une lumière trop vive ; elles étendent les larmes uniformément sur sa surface ; en le couvrant tout-à-fait dans le temps du sommeil, elles empêchent qu'il ne soit desséché par le contact de l'air, ou blessé par les agens extérieurs.

De la Glande lacrymale.

Cette humeur limpide, connue sous le nom de larmes, qui mouille continuellement la surface antérieure du globe de l'œil et la face postérieure des paupières, n'est pas seulement fournie par les vaisseaux exhalans de la conjonctive : sa source la plus abondante est la glande lacrymale. Cette glande, de l'espèce de celles qu'on nomme conglomérées, est située à la partie supérieure, antérieure et externe de l'orbite. Sa longueur est d'environ dix lignes, et sa largeur de quatre à cinq. Elle est partagée en quelque sorte en deux lobes, un interne et supérieur plus petit, et l'autre externe et inférieur plus grand. Elle est formée d'un assez grand nombre de petits lobes unis ensemble par du tissu cellulaire, et dans les intervalles desquels rampent des vaisseaux et des nerfs. Ces petits lobes sont eux-mêmes composés d'un grand nombre de petits grains réunis par du tissu cellulaire, dense et serré, et dans lesquels pénètrent des ramifications artérielles très-fines.

De la Caroncule lacrymale.

La caroncule lacrymale est un petit corps rougeâtre, situé entre l'angle interne des paupières, et la partie antérieure et interne du globe de l'œil. Sa grosseur varie suivant les sujets : elle est toujours plus apparente dans l'homme vivant que sur le cadavre : sa forme est oblongue et conique ; elle a sa base tournée en arrière et en dedans, et son sommet en avant et en dehors. Ce sommet correspond à la partie du bord libre des paupières qui est plus en dedans que les points lacrymaux.

La caroncule lacrymale est formée par la réunion de plusieurs follicules sébacées, unies entre elles par du tissu cellulaire, et recouvertes par la conjonctive. Chacune de ces follicules est percée d'une ouverture ronde, par laquelle on peut, en comprimant la caroncule, exprimer sous la forme de petits vers l'humeur sébacée qu'ils contiennent. Son principal usage est de tenir les paupières écartées l'une de l'autre, afin que les larmes puissent se ramasser vers leur grand angle, et y être plus aisément pompées par les points lacrymaux. L'humeur grasse et huileuse que versent les follicules dont elle est composée, lubréfie les paupières, et est propre à invisquer les corpuscules étrangers qui pourraient s'être engagés entre elles. Les poils dont elle est couverte paraissent destinés à retenir cette humeur.

Des Points et des Conduits lacrymaux.

Le tubercule qu'on remarque sur le bord libre de chaque paupière, à l'endroit où la portion droite de ce bord s'unit à la portion courbe, est percé d'une ouverture ronde connue sous le nom de point lacrymal. Cette ouverture, toujours béante dans l'état sain, et souvent plus visible dans les vivans que dans les morts, peut aisément recevoir une soie de cochon. Les points lacrymaux sont vis-à-vis l'un de l'autre, et dirigés de manière que l'inférieur est tourné en haut, en dehors et un peu en arrière ; et le supérieur en bas, en dehors et en arrière aussi. Il résulte delà que quand l'œil est fermé, ils ne se touchent que du côté de la peau, et non pas du côté de cet organe. La circonférence des points lacrymaux est formée d'une substance blanchâtre, dure et celluleuse, qui les tient toujours ouverts : elle est tapissée d'une membrane très-fine, qui n'est autre chose qu'un prolongement de la conjonctive:

Du Sac lacrymal.

Le sac lacrymal est une petite poche membraneuse, située au grand angle de l'œil, et qui est logée dans une goutière formée par l'os unguis et l'apophyse montante de l'os maxillaire. Ce sac est en quelque sorte ovale de haut en bas, un peu applati transversalement.

Vu à l'intérieur, le sac lacrymal présente une espèce d'intestin aveugle qui s'ouvre inférieurement dans le canal nasal, et qui est fermé et arrondi supérieurement. On voit à sa partie externe et supérieure l'orifice des conduits lacrymaux.

Le sac lacrymal reçoit des vaisseaux et des filets nerveux ; les premiers lui sont fournis par les artères palpébrales ; et les seconds par le rameau nasal de l'ophthalmie.

Du Canal nasal.

La partie inférieure du sac lacrymal se rétrécit et dégénère en un conduit qu'on appelle *canal nasal*. Ce canal s'étend depuis la partie inférieure du sac lacrymal jusque sous le cornet inférieur du nez. Il est logé dans un conduit osseux, formé par la réunion de l'apophyse montante de l'os maxillaire du bec qui termine inférieurement la gouttière de l'os unguis, et de la petite lame recourbée qui s'élève du bord supérieur du cornet inférieur du nez. Le canal nasal a quatre lignes environ de longueur ; son diamètre, qui est d'une ligne environ, varie suivant les sujets.

Les larmes fournies par la glande lacrymale, mêlées à la sérosité qui suinte par les vaisseaux exhalans de la conjonctive, sont étendues uniformément sur la surface antérieure du globe de l'œil, par les mouvemens alternatifs d'élévation et d'abaissement de la paupière supérieure. Ces mouvemens font couler les larmes de l'angle externe vers l'interne, le long du canal triangulaire formé par le rapprochement du bord libre des paupières. Elles y sont dirigées par la forme de ce canal qui s'élargit insensiblement du côté du nez, par la direction du bord libre des paupières qui est un peu oblique de dehors en dedans, et de haut en bas, et surtout par l'action du muscle orbiculaire, que ses attaches fixes à l'apophyse montante de l'os maxillaire ramènent continuellement du côté du nez. Arrivées au grand angle de l'œil, les points lacrymaux, qui sont toujours ouverts, et que leur petitesse permet de regarder comme des tuyaux capillaires, les pompent par une espèce d'absorption qui leur est propre, et qui dépend de leur organisation particulière. Elles sont versées, par les conduits lacrymaux, dans le sac lacrymal, d'où elles sont conduites dans les fosses nasales au moyen du canal nasal.

Les larmes, dont la quantité est assez considérable, comme on peut en juger par celles qui coulent dans la tristesse, ou quand l'œil est irrité par une cause quelconque, humectent cet organe, empêchent son desséchement, entretiennent la souplesse des parties, préviennent les effets nuisibles du frottement continuel des paupières sur l'œil, entraînent les corps étrangers qui pourraient s'y introduire ou s'y arrêter, et ne permettent pas que les paupières contractent aucune adhérence avec cet organe.

Du Globe de l'œil.

L'œil est un organe très-composé, situé à la partie antérieure interne de l'orbite. La base de cette cavité osseuse étant coupée obliquement de dedans en dehors, et de devant en arrière, le globe de l'œil dépasse la partie externe de cette base, et n'est soutenu en dehors que par les muscles obliques, et droit externe.

La partie antérieure du globe de l'œil est couverte par les paupières; sa partie postérieure est appuyée sur une graisse mollasse qui remplit le fond de l'orbite, et environne les muscles de cet organe et le nerf optique.

La grosseur de l'œil varie suivant les sujets; en général, dans l'adulte, son diamètre de devant en arrière a depuis dix jusqu'à onze lignes; ses autres diamètres ont une ligne de moins. Dans la femme, l'œil est toujours un peu moins grand que dans l'homme. Le volume de cet organe, considéré dans ses rapports avec les autres parties du corps, est plus grand dans l'enfance que dans l'âge adulte.

La figure de l'œil est presque sphérique. Sa partie antérieure est surmontée par la cornée, qui est comme un segment de sphère plus petite, ajouté à une sphère plus grande; sa partie postérieure tient au fond de l'orbite par un pédicule cylindrique qui n'est autre chose que le nerf optique.

Le globe de l'œil est composé de membranes ou tuniques, et d'humeurs. Les membranes de l'œil sont la sclérotique, la choroïde et la rétine ; les humeurs sont le corps vîtré, le cristallin, et l'humeur aqueuse.

De la Sclérotique.

Cette membrane, ainsi nommée à cause de sa dureté, a reçu aussi le nom de *Cornée*, et a été divisée en opaque qui est la sclérotique, et en transparente qui est la cornée proprement dite.

La sclérotique est la plus extérieure et la plus forte des membranes de l'œil ; elle s'étend depuis l'entrée du nerf optique jusqu'à la cornée. Cette membrane présente deux faces, une externe convexe, et l'autre interne concave. La face externe est recouverte par les muscles de l'œil, et par le tissu cellulaire graisseux qui environne cet organe ; elle est recouverte aussi antérieurement par la conjonctive. Lorsque ces parties ont été enlevées, cette face paraît lisse. La face interne est appliquée sur la choroïde, et lui est unie par un tissu cellulaire très-fin, et par des vaisseaux. Cette face présente un grand nombre de petites ouvertures qui transmettent les vaisseaux et les nerf ciliaires : ces ouvertures sont plus nombreuses en arrière, près l'entrée du nerf optique, et en avant près l'origine de la cornée, que partout ailleurs. On y voit aussi de légers sillons qui logent les nerfs ciliaires; elle est d'un blanc un peu terne tirant sur le brun.

La sclérotique présente antérieurement une ouverture circulaire dont le diamètre est d'environ six lignes, et qui reçoit la cornée ; la circonférence de cette ouverture est coupée en biseau aux dépens de la face interne, et s'avance sur la face externe de la cornée. La partie postérieure de la sclérotique est percée d'un trou assez considérable qui transmet le nerf optique.

La sclérotique est d'une couleur blanche resplendissante , semblable à celle des aponévroses. Son épaisseur est d'un tiers de ligne environ : cette épaisseur est plus grande en arrière, vers l'entrée du nerf optique, où elle a près d'une ligne ; mais elle diminue de derrière en devant, de sorte que cette membrane est d'autant plus mince, qu'elle approche davantage de la cornée. Elle est aussi plus mince aux endroits qui répondent aux aponévroses des muscles droits de l'œil, que dans leurs intervalles. Sa sclérotique est dense, serrée, et ne présente au premier coup d'œil aucune organisation ; mais lorsqu'on l'examine attentivement, et surtout lorsqu'on l'a soumise à la macération, on remarque qu'elle est composée d'un tissu cellulaire, dont les filets et les petites lames s'entrecroisent diversement, et sont tellement unis, qu'il est très-difficile de les séparer. Cette membrane reçoit quelques vaisseaux sanguins, qui viennent des artères et des veines ciliaires.

La sclérotique est fort élastique ; et c'est à cette élasticité qu'est due l'expulsion de l'humeur vîtrée, et celle de la choroïde et de la rétine, par une petite plaie faite à la sclérotique. Cette membrane forme une espèce de coque qui détermine la forme du globe de l'œil, contient les humeurs dont cet organe est rempli, et sert de soutien à ses autres membranes.

De la Cornée.

La cornée est une membrane transparente, qui est enchassée dans l'ouverture que présente la partie antérieure de la sclérotique. La cornée est circulaire, et forme, par sa convexité, la portion d'une sphère qui a sept lignes et demie environ de diamètre. La corde de ce segment de sphère, mesurée par sa partie extérieure, a cinq lignes de diamètre ; mais elle a cinq lignes et demie, mesurée par sa partie interne , à cause de la coupe oblique de sa circonférence.

La circonférence de cette membrane est coupée en biseau aux dépens de la face antérieure : elle est reçue dans l'ouverture de la sclérotique, qui est coupée en sens contraire ; de sorte que ces deux membranes se rencontrent obliquement, et que la cornée anticipe un peu sur la face interne de la sclérotique, et celle-ci sur la face antérieure de la cornée. Il résulte de là , que la circonférence de la cornée a un peu moins d'étendue extérieurement qu'intérieurement, où elle représente un cercle saillant qui dépasse un peu la surface de la sclérotique. La cornée et la sclérotique sont unies ensemble d'une manière si intime, et les fibres de l'une semblent se continuer tellement avec celle de l'autre, qu'on a regardé long-temps la cornée comme une continuation de la sclérotique ; mais la forme particulière de ses membranes, leurs propriétés et leur organisation , montrent qu'elles sont très-différentes l'une de l'autre, et ne permettent pas de douter que la cornée ne soit une membrane particulière.

La cornée est plus épaisse que la sclérotique, surtout dans les enfans nouveaux-nés, où sa face postérieure touche presqu'à l'iris et au cristallin. Elle est composée d'un grand nombre de lames concentriques, fortement unies par une substance cellulaire très-fine, dans les aréoles de laquelle il y a de la sérosité. Cette substance est moins serrée entre les lames antérieures qu'entre les postérieures. La face postérieure de la cornée, est couverte par une pellicule très-mince, dont il sera parlé à l'occasion de l'humeur aqueuse. Sa face antérieure est recouverte par la conjonctive, comme il a été dit plus haut en parlant de cette membrane. La cornée reçoit des vaisseaux sanguins, puisqu'elle devient rouge dans les fortes inflammations; mais ces vaisseaux sont si fins, que l'injection ne peut y pénétrer, et que la partie rouge du sang ne s'y introduit qu'en quelques circonstances.

De la Choroïde.

La choroïde est la seconde des membranes de l'œil. Elle est située immédiatement au-dessous de la sclérotique, et s'étend depuis l'entrée du nerf optique jusqu'à la circonférence de la cornée.

La partie postérieure de la choroïde est percée d'une ouverture ronde, très-étroite, par laquelle passe la partie médullaire du nerf optique. Antérieurement cette membrane se termine de la manière suivante : A une ligne environ de la cornée, sa face externe se couvre d'une cellulosité blanche, courte, molle, abreuvée de sérosité, et qui représente un anneau blanchâtre, auquel on a donné différens noms : on l'appelle communément le ligament ciliaire, plusieurs le nomment le cercle ciliaire, le cercle de la choroïde, et le plexus ciliaire. Ce cercle a une ligne de largeur; sa partie antérieure est plus épaisse et plus dense que sa partie postérieure : elle adhère fortement à la face interne de la sclérotique, précisément à l'endroit où finit intérieurement la cornée. Cette adhérence est assez forte pour résister à l'impulsion de l'air, introduit par une ouverture faite à la sclérotique, et l'empêcher de pénétrer dans la chambre antérieure : elle est assez forte aussi pour qu'on ne puisse séparer, dans cet endroit, la choroïde de la sclérotique sans la déchirer.

La face interne de la choroïde est couverte d'une mucosité noirâtre, plus épaisse, plus consistante et plus noire chez les enfans que chez les adultes. Cette mucosité, semblable en quelque sorte à une pâte molle, forme une couche plus épaisse à la partie antérieure de la choroïde, qu'à sa partie postérieure près l'entrée du nerf optique, où l'on voit un cercle blanchâtre, sur lequel on apperçoit à peine un peu de cette mucosité. Lorsqu'on a enlevé cette espèce de vernis de dessus la choroïde, et que cette membrane a été tenue en macération dans l'alkool, à sa place on trouve une sorte de duvet très-fin, dont les flocons sont saillans, et qui a, sans - doute, pour usage de filtrer la mucosité dont on vient de parler

La choroïde est formée d'une quantité prodigieuse de vaisseaux, tant artériels que veineux, unis ensemble par du tissu cellulaire très-fin.

La disposition des vaisseaux de la choroïde fait que cette membrane paraît être composée de deux plans, un externe formé par les veines, et un interne qui l'est par les artères. *Rhuysch,* étant parvenu à séparer quelques lambeaux de cette membrane en deux lames, a cru qu'elle en avait partout deux distinctes, et a donné le nom de *Ruyschienne* à l'interne. Mais cette division a été rejettée par les meilleurs anatomistes.

Des Procès, et du corps Ciliaire.

On a donné le nom de procès ciliaire à des petits replis de la choroïde, qui sont dis-

posés en manière de rayons autour du cristallin, et logés dans des enfoncemens de la
partie antérieure du corps vîtré. Le nombre
des procès ciliaires varie depuis soixante jusqu'à quatre-vingt; leur longueur est d'une ligne
et demie environ, mais elle n'est pas la même
dans tous. On remarque qu'ils sont alternativement plus longs et plus courts; chacun de
ces replis ressemble assez bien à un triangle
scalène très-alongé, placé de champ, et présente trois bords et trois angles. Le bord interne,
long au plus d'une demi-ligne, mesure l'espace
compris entre la circonférence de l'iris et celle
du cristallin : il est légèrement dentelé; la suite
de tous les bords internes des procès ciliaires
forme la circonférence de la chambre postérieure de l'œil. Des trois angles des procès
ciliaires, l'un correspond au cristallin, l'autre
à l'iris, et le troisième à la choroïde.

Les procès ciliaires ne sont autre chose que
des replis de la choroïde, qui, appliquée à
la sclérotique, ne peut l'abandonner pour
embrasser la partie antérieure du corps vîtré,
sans se froncer et sans former des plis. Suivant cette idée, chaque procès ciliaire est composé de deux lames adossées l'une à l'autre,
et unies par une couche de tissu cellulaire,
très-fin. En examinant attentivement la cho-

roïde, on voit les procès ciliaires naître de sa face interne à une ligne et demie environ de l'iris, par deux, trois ou quatre lignes presqu'imperceptibles, qui se réunissent bientôt pour former un seul repli dont la largeur augmente à mesure qu'il s'approche du cristallin, sur la face antérieure duquel il anticipe.

L'ensemble des procès ciliaires forme autour du cristallin, sur la partie antérieure du corps vîtré, un anneau très-élégant, semblable au disque d'une fleur radiée, et qu'on nomme *corps ciliaire*. Cet anneau s'apperçoit très-bien à travers le corps vîtré, lorsqu'on a enlevé un peu plus de la moitié postérieure des membranes de l'œil. Sa largeur est de deux lignes environ vers la tempe, et un peu moindre du côté du nez.

De l'Iris.

L'iris a été ainsi nommée, à cause de la variété des couleurs de sa face antérieure; c'est une membrane circulaire qui soutient le segment de sphère, que représente la cornée, et qui, flotante dans l'humeur aqueuse, sépare la chambre antérieure de la chambre postérieure de l'œil. L'iris est percée dans sa partie moyenne d'une ouverture circulaire, à laquelle on a donné le nom de pupille ou de prunelle; cette ouverture n'occupe pas exactement la partie moyenne de l'iris: elle est un peu plus près du nez que de la tempe; ensorte que l'iris est plus large en dehors qu'en dedans. La pupille a une ligne environ de diamètre; mais sa grandeur varie dans des différens sujets; et, dans le même individu, elle est plus ou moins grande, suivant diverses circonstances.

L'iris est composée de deux lames, l'une antérieure et l'autre postérieure; ces deux lames sont adossées l'une à l'autre, et tellement unies qu'il est très-difficile de les séparer; elles sont formées d'un grand nombre de fibres, de vaisseaux sanguins et de nerfs, unis ensemble par un tissu cellulaire très-fin.

Dans le fœtus, avant le septième mois, la pupille est fermée par une membrane extrêmement mince, grisâtre, continue a l'iris, et qu'on nomme membrane pupillaire; cette membrane est parsemée de vaisseaux sanguins, qui sont une continuation de ceux de l'iris; elle se déchire, et disparaît avant la naissance; et on n'en trouve plus de vestige dans l'enfant nouveau-né. On a vu des sujets sur qui cette membrane s'est conservée après la naissance, et qu'elle a rendus aveugles.

L'iris est susceptible de se contracter et

de se relâcher. Lorsqu'elle se relâche, sa largeur augmente, et la pupille se rétrécit ; quand elle se contracte, sa largeur diminue, et la pupille s'élargit. C'est à la faveur de ces mouvemens, que le diamètre de cette ouverture se proportionne à l'intensité de l'impression produite par la lumière : il diminue si la lumière qui doit y passer est vive ; il augmente si elle est faible. La même chose arrive lorsqu'on examine des objets éloignés ou proches ; et la pupille, tour-à-tour rétrécie ou dilatée, se refuse ou se prête aux divers degrés de lumière convenables à la netteté de la vision. Ces mouvemens, plus rapides dans les jeunes sujets que dans les vieillards, sont involontaires, et dépendent uniquement des rayons lumineux qui tombent sur la rétine : une lumière, qui ne ne tomberait que sur l'iris elle-même, ne lui causerait aucun mouvement ; aussi ces mouvemens s'affaiblissent-ils lorsque la sensibilité de la rétine diminue, et ils cessent entièrement si cette membrane ne peut plus être affectée par l'impression de la lumière.

De la Rétine.

La rétine a été ainsi nommée, parce qu'elle est formée de l'entrelacement d'un réseau de

vaisseaux sanguins et de fibres médullaires.
C'est la troisième membrane ou tunique de
l'œil ; elle est située entre le choroïde et le
corps vîtré qu'elle embrasse en manière de
cupule, depuis l'entrée du nerf optique dans
l'œil, jusqu'au bord postérieur du corps ciliaire.

Le bord de la rétine correspond à la grande
circonférence du corps ciliaire où il forme une
espèce de bourrelet circulaire, au delà duquel
ce corps reste nu. Cependant il semble se déta-
cher de ce bourrelet une membrane extrêmement mince, qui s'avance au-dessous du corps
ciliaire jusqu'au devant de la capsule du cristallin, à laquelle elle est unie. Cette membrane,
plus facile à appercevoir dans les jeunes sujets
que dans ceux qui sont avancés en âge, est
révoquée en doute par plusieurs anatomistes.

La rétine est d'un blanc tirant un peu sur le
gris, demi transparente. Son épaisseur est assez
considérable; mais elle est si molle qu'elle se
déchire avec la plus grande facilité, et qu'elle
perd sa forme lorsqu'elle cesse d'être soutenue.

Cette membrane est formée essentiellement
par l'expansion de la partie médullaire du nerf
optique. En traversant la sclérotique, ce nerf
se rétrécit, et forme un cône tronqué, d'autant
plus long que la sclérotique a plus d'épaisseur ;

mais ce rétrécissement n'est pas le même partout;
il est plus grand du côté de la tempe que du nez :
en sorte que quand on le divise verticalement,
sa moitié interne est plus épaisse que l'externe.
Arrivé à la choroïde, le sommet tronqué de ce
cône rencontre une ouverture ronde, garnie
d'une petite membrane percée d'une multitude
de pores par lesquels la substance médullaire
dont le nerf optique est rempli, semble s'écouler
pour former la rétine. Aussitôt que cette substance a traversé la membrane criblée dont il
vient d'être parlé, les faisceaux qui la composent se réunissent et s'épanouissent, pour
former la partie médullaire de la rétine, dans
laquelle on ne voit point les fibres radiées,
admises par plusieurs anatomistes, et qui se
remarquent dans la rétine de certains animaux.
Cependant, lorsqu'on examine attentivement
cette membrane, encore étendue sur le corps
vîtré, on observe plusieurs lignes transpa-
rentes, distribuées sans ordre, unies ensemble
par d'autres lignes transversales, entre lesquelles on remarque des aréoles un peu plus
opaques; mais ces lignes ne sont autre chose que
les ramifications des vaisseaux de la rétine,
vues à travers sa partie médullaire. Outre l'épanouissement pulpeux et médullaire, dont la
rétine est composée, cette membrane présente

un réseau vasculaire et filamenteux, qui en occupe la face interne, et qui est formé par les ramifications de l'artère centrale du nerf optique, unies entre elles au moyen d'un tissu cellulaire très-fin. Ce réseau vasculaire et cellulaire soutient la partie médullaire de la rétine ; de sorte que cette membrane simple paraît composée de deux lames distinctes, l'une nerveuse, et l'autre vasculaire ; mais il est impossible de les séparer, même à l'aide de la macération qui ne détache qu'une partie de sa mucosité. A la partie postérieure de la rétine au côté externe de l'entrée du nerf optique à-peu-près au point qui répond à l'axe de l'œil, on remarque un petit pli qui forme une légère convexité, lorsqu'on a enlevé la choroïde. Au milieu de ce pli est un point transparent, que l'on prend au premier coup-d'œil pour un trou. La circonférence de ce point est teinte en jaune dans les adultes, mais non dans les enfans nouveaux-nés.

La rétine est l'organe immédiate de la vision : seule elle peut recevoir l'impression de la lumière qui est ensuite transmise au *sensorium* par le moyen du nerf optique dont elle n'est que l'épanouissement.

Du Corps vîtré.

Le corps vîtré a tiré son nom de sa ressemblance avec du verre fondu. C'est une masse molle, en quelque sorte gélatineuse, transparente, qui s'étend depuis l'entrée du nerf optique jusqu'au cristallin, et occupe par conséquent un peu plus des trois quarts postérieurs de la cavité du globe de l'œil. Sa figure est sphérique ; il est creusé à sa partie antérieure et moyenne par un enfoncement qui loge le cristallin. Sa surface est recouverte dans la plus grande partie de son étendue par la rétine avec laquelle elle n'est unie que par un rameau artériel, qui pénètre dans la partie moyenne postérieure de ce corps, et qu'on appelle son artère centrale. Au devant de la rétine, cette surface est recouverte par le corps ciliaire, et présente des cannelures qui logent les replis membraneux, dont ce corps est composé.

Le corps vîtré est d'une limpidité et d'une transparence qui ne changent point avec l'âge. Cependant il est rougeâtre dans le fœtus, ainsi que toutes les autres parties de l'œil, et paraît comme s'il avait été injecté. Quoique ce corps paraisse inorganique au premier coup-d'œil, néanmoins il est de texture celluleuse, et rempli d'une liqueur limpide, qui est proprement l'humeur vîtrée.

Le corps vîtré est enveloppé d'une membrane, qui lui sert de capsule, à laquelle on a donné le nom d'une *membrane hyaloïde*. Cette membrane, excessivement mince et transparente, jette intérieurement un grand nombre de prolongemens qui, par leur contre-croissement varié, forment des cellules de figure et de grandeurs différentes ; mais qui communiquent toutes entre elles, comme le démontre l'écoulement lent et successif de toute l'humeur vîtrée par une ouverture faite à cette membrane.

Les cellules du corps vîtré sont remplies par une liqueur limpide, qui est à proprement parler, l'humeur vîtrée. La quantité de cette humeur est proportionnée au volume de l'œil. *Petit* a trouvé que son poids était de 104 grains dans un œil qui en pesait 142. Dans le fœtus elle est un peu rougeâtre ; mais bientôt après la naissance, elle s'éclaircit, et prend une extrême limpidité qui se conserve jusqu'à l'âge le plus avancé. Elle est un peu plus pesante que l'eau commune, légèrement visqueuse, et à-peu-près semblable à de l'eau distillée, dans laquelle on aurait fait dissoudre un peu de gomme.

Le corps vîtré reçoit des artères qui viennent de celle qu'on nomme *artère centrale de la rétine ;* leur tronc principal est connu sous le nom d'artère centrale du corps vîtré. Il pénètre par sa partie postérieure et moyenne, et le parcourt de derrière en devant, jusqu'à la partie postérieure du cristallin, dans la capsule duquel il se perd par plusieurs rameaux. Dans son trajet, il fournit des rameaux d'une ténuité excessive, dont les uns se ramifient sur la membrane vîtrée, et les autres sur les prolongemens qu'elle jette intérieurement.

La structure du corps vîtré, telle qu'on vient de la décrire, ne peut être bien apperçue que sur des yeux soumis à la congélation. Au moyen de ce procédé, on voit dans ce corps une quantité considérable de glaçons séparés les uns des autres par des lames membraneuses d'une ténuité excessive, et qu'il faut rompre pour pouvoir les enlever. Ces glaçons représentent des écailles dont les plus extérieures ont deux, et même quatre lignes de long sur un peu moins de large. Les postérieurs, et ceux qui sont à la circonférence sont les plus grands. Les antérieurs, ainsi que ceux qui sont les plus près du centre du corps vîtré, sont les plus petits. Leur figure est assez semblable à celle d'un coin, dont la base est tournée en arrière et le sommet en avant. Ils sont appliqués les uns sur les autres, de manière que leur portion la plus épaisse regarde la cir- circonférence du corps vîtré, et que la plus mince est tournée du côté du cristallin.

Du Cristallin.

Le cristallin a été ainsi nommé, et mis au nombre des humeurs de l'œil, à cause de sa transparence, qui est à peu-près semblable à celle du cristal. C'est un corps lenticulaire, situé à la partie antérieure du corps vîtré, qui est creusé pour le recevoir, et renfermé dans une membrane particulière, qu'on appelle sa capsule. Le cristallin se trouve à peu-près à l'endroit, où les trois quarts postérieurs de l'axe de l'œil se joignent au quart antérieur; mais comme son axe est le même que celui de la pupille, et que l'iris a un peu moins de largeur du côté du nez que du côté de la tempe, il en résulte que le centre de ce corps est un peu plus en dedans que l'axe même de l'œil.

Le cristallin ressemble à une lentille; son diamètre est de quatre lignes environ, et son épaisseur d'environ deux lignes. On y considère une face antérieure, une face postérieure, et une circonférence. La face antérieure correspond à l'iris, dont elle est séparée par un espace, qu'on nomme la *chambre postérieure de l'œil*, et qui contient une partie de l'humeur aqueuse. La face postérieure est logée dans l'enfoncement que présente la partie antérieure du corps vîtré. La circonférence du cristallin correspond au canal goudronné et aux procès ciliaires qui s'avancent un peu sur sa face antérieure, et contribuent à le fixer dans sa position.

Les deux faces du cristallin ne sont pas également convexes ; l'antérieure l'est un peu moins que la postérieure. La première représente un segment de sphère, dont le diamètre est d'environ cinq lignes. Cependant cette disposition varie ; et il y a des sujets sur lesquels les deux faces de ce corps n'ont rien qui puisse les faire distinguer l'une de l'autre. Dans le fœtus, elles ont plus de convexité, et la forme du cristallin approche, en quelque sorte, de la sphérique.

Le cristallin est un peu rougeâtre dans le fœtus ; après la naissance, il prend une transparence parfaite, qu'il conserve jusqu'à l'âge de vingt-cinq ou trente ans ; mais alors il contracte insensiblement une opacité jaunâtre qui gagne de son centre à sa circonférence, et qui, dans la vieillesse, approche de celle du succin ou de la topaze.

La consistance du cristallin varie comme sa transparence , suivant l'âge. Dans les enfans nouveaux-nés, il ressemble à de la bouillie refroidie. Cette grande mollesse diminuant toujours, la cristallisation a dans toute sa substance , vers l'âge de quinze ou vingt ans , une fermeté assez égale ; ensuite elle augmente encore , mais inégalement ; elle est plus grande vers le centre que vers la circonférence ; et quoiqu'elle continue d'augmenter encore avec l'âge , elle conserve toujours cette inégalité.

Le cristallin est d'une si belle transparence , qu'il paraît inorganique au premier coup d'oeil ; mais lorsqu'on l'examine après l'avoir soumis à l'ébullition ou à la macération dans un acide végétal très-mitigé, on voit qu'il est formé de lames concentriques, dont l'arrangement est assez semblable à celui que l'on remarque dans les oignons. Chacune de ces lames est composée de fibres parallèles qui se dirigent de la circonférence vers le centre du cristallin ; et qui sont unies entre elles par des filets celluleux, excessivement déliés. Les lames concentriques du cristallin sont unies les unes aux autres par une cellulosité très-fine, remplie d'une sérosité limpide, dont l'évaporation fait perdre au cristallin une partie de son poids , et le rend opaque.

Le cristallin est renfermé dans une petite poche membraneuse, qu'on nomme *capsule cristalline*. La partie antérieure de la face externe de cette capsule forme la paroi postérieure de la chambre postérieure de l'œil, et est baignée par l'humeur aqueuse. La partie postérieure de cette face est appliquée contre la membrane vîtrée, à laquelle elle est unie par un tissu cellulaire extrêmement fin. Dans sa circonférence, cette même face est unie à la zône membraneuse du canal goudronné, laquelle anticipe un peu sur une face antérieure, qui en est peut-être recouverte dans toute son étendue. La face interne de la capsule cristalline n'a aucune adhérence avec le cristallin. On trouve entre elle et la surface de ce corps une humeur très-limpide, plus abondante en devant qu'en arrière, et qui s'échappe aussitôt que la capsule est ouverte. Cette humeur, fournie par les vaisseaux exhalans de la capsule, empêche que le cristallin ne se dessèche et ne devienne adhérent à sa capsule; peut-être aussi sert-elle à la nourriture de ce corps.

La capsule du cristallin est d'une transparence parfaite, et qui ne peut être troublée que par l'immersion dans l'acide nitrique. La partie postérieure de cette capsule est extrêmement mince; sa partie antérieure est un peu plus épaisse, et d'une solidité qui approche de celle d'une lame de corne extrêmement mince.

De l'Humeur aqueuse.

L'humeur aqueuse est une liqueur limpide et transparente, qui occupe l'espace compris entre la face postérieure de la cornée et la face antérieure du cristallin. L'iris divise cet espace en deux parties qu'on appelle les *chambres de l'œil*, et qu'on distingue en antérieure et en postérieure. Ces deux chambres communiquent ensemble par l'ouverture de l'iris. L'existence de la chambre postérieure a été niée par quelques anatomistes, qui pensent que l'iris est appliquée immédiatement sur le cristallin ; mais outre que l'on trouve une petite portion d'humeur aqueuse entre le cristallin et l'iris sur des yeux congelés, on y en rencontre aussi sur ceux dont l'iris n'est point percée. D'ailleurs, l'existence de la chambre postérieure est prouvée par la mucosité noire qui enduit la face postérieure de l'iris. En effet, si cette face était appliquée immédiatement sur la face antérieure du cristallin, sa mucosité serait abstergée dans les mouvemens que l'iris exécute, et communiquerait à l'humeur aqueuse une teinte noire qui troublerait nécessairement la vision.

On a beaucoup disputé sur la grandeur res-
pective des deux chambres de l'œil ; mais l'on
convient généralement aujourd'hui que l'antérieure est beaucoup plus grande que la postérieure. L'épaisseur ou la profondeur de la
première est, pour l'ordinaire, d'une ligne et
demie, et celle de la seconde d'environ un
quart de ligne ; mais il y a beaucoup de variétés dans l'étendue de ces chambres, et il est impossible de la déterminer d'une manière rigou-
reuse.

La quantité de l'humeur aqueuse est en
général d'environ cinq grains ; mais elle varie
dans les différens sujets, suivant le volume de
l'œil. Cette humeur, un peu rougeâtre dans les
enfans nouveaux-nés, prend bientôt une transparence semblable à celle de l'humeur dont les
cellules du corps vîtré sont remplies. Sa consistance approche aussi de celle de cette humeur,
c'est-à-dire qu'elle a une sorte de viscosité
qu'on pourrait comparer à celle de l'eau dans
laquelle on aurait fait dissoudre un peu de
gomme. L'humeur aqueuse, exposée à la cha-
leur, s'évapore entièrement sans laisser aucun
sédiment. Elle n'est coagulable ni par l'action
du feu, ni par l'alkohol, ni par les acides. Ces
derniers, et sur-tout l'acide nitrique, la trou-
blent un peu. Abandonnée à elle-même dans

un petit vase, elle éprouve un mouvement spontané de putréfaction qui la rend fétide.

Cette humeur est fournie par les artères qui se distribuent aux parois des chambres de l'œil, et notamment par celles qui rampent à la face antérieure de l'iris, et par celles des procès ciliaires. Elle est continuellement reprise par des vaisseaux absorbans, comme le prouve la facilité avec laquelle se dissipent les humeurs étrangères qui se sont mêlées avec elles. L'humeur aqueuse se reproduit aisément, lorsqu'elle s'est échappée par une ouverture faite à la cornée; et l'œil, qui était affaissé et flétri, reprend en peu de temps sa forme et son brillant ordinaires.

L'humeur aqueuse est renfermée dans une capsule qui lui est particulière, et que l'on peut, en quelque façon, comparer à celles qui renferment le cristallin et le corps vîtré. C'est une membrane extrêmement mince, qui, après avoir recouvert la face postérieure de la cornée, se réfléchit sur la face antérieure de l'iris, et se porte de la circonférence de cette partie à l'ouverture de la pupille. En s'avançant sur l'iris, cette membrane s'amincit tellement, qu'elle ne peut être suivie jusqu'à la prunelle. Quelques anatomistes croient cependant qu'elle passe par cette ouverture, et qu'elle va tapisser les parois de la chambre postérieure ; mais il ne m'a jamais été possible de la démontrer dans cette partie de l'espace qu'occupe l'humeur aqueuse.

Les yeux sont les organes de la vue. Les rayons lumineux, directs ou réfléchis, qui partent d'un corps visible et arrivent au globe de l'œil, forment différens cônes dont la pointe est à l'objet, et la base sur la cornée. Ceux qui tombent sur cette membrane dans une direction oblique, et en faisant un angle considérablement ouvert, sont réfléchis et ne la traversent point ; mais tous les rayons tombans sous un angle de quarante-huit degrés passent à travers la cornée et subissent de sa part une réfraction qui les rapproche de la perpendiculaire ; en sortant de la cornée, ces rayons entrent dans l'humeur aqueuse. Cette humeur, beaucoup moins dense que la cornée, leur fait subir une seconde réfraction, qui les éloigne un peu de la perpendiculaire et diminue la tendance qu'ils avaient à converger. Après avoir passé par la pupille, ils se présentent.presque parallèles entre eux sur le cristallin, qu'ils traversent en se rapprochant encore davantage de la perpendiculaire ; ils s'écartent ensuite un peu en traversant le corps vîtré moins dense que le cristallin ; mais cependant ils sont en-

.core assez rompus pour se rapprocher de la perpendiculaire et se réunir en un seul point sur la rétine, qui reçoit l'image des objets que la lumière y grave, comme elle la trace dans les expériences de la chambre obscure. Cette image est transmise au *sensorium* par le moyen du nerf optique.

CHAPITRE II.

Cécité variolique et ses variétés.

On portait au tiers, avant l'heureuse découverte de Jenner, le nombre des individus affectés de maladies des yeux, par suite de la variole; mais depuis que la pratique de la vaccination est devenue générale, ce nombre a sensiblement diminué.

Les principaux caractères de la cécité variolique sont le renversement, l'éraillement, et le racornissement des paupières ; leur adhérence entre elles, l'absence des cils, les cicatrices à la place des sourcils, la rougeur et l'exulcération de la conjonctive, l'atrophie du globe, etc.

La cécité variolique est non-seulement la plus fréquente, mais encore la plus affreuse de toutes. En effet, elle est presque toujours accompagnée de la plus hideuse destruction de l'organe et de la figure humaine, puisqu'elle efface jusqu'aux caractères physionomiques de l'homme. Dans cette cruelle maladie, une portion de l'organe a-t-elle été épargnée, souvent elle devient la source de maux qui se repro-

duisent sans cesse, les abcès dans les yeux étant
très-fréquens dans cette espèce de cécité, ainsi
que le flux puriforme des paupières, et même
la fistule lacrymale par la métastase variolique.

J'ai été assez heureux, dans la plupart de ces
cas, pour réussir par l'application seule de mon
médicament, comme le prouveront les observations ci-après ; car le meilleur témoignage, en
semblable matière, est celui de l'expérience (1).
Le flux palpébral et plusieurs fistules com-
mençans ont été totalement guéris par le concours de mon médicament et de légers scaro-
tiques, tels que l'eau de chaux et le miel rosat,
l'onguent de céruse, qui, unis à l'oxide de mercure rouge, d'après la méthode de *Nannoni*,
m'ont dispensé de recourir à l'incision.

J'ai également obtenu un plein succès dans
une tumeur lacrymale ovalaire et circonscrite,
maladie connue par les anciens sous la déno-
mination inexacte de *hernie* ou *hydropisie* de
l'œil, qui produit sur la joue un écoulement

(1) Il est convenable de dire ici la manière d'user
de mon médicament, la voici : On place le malade sur
une chaise, ou sur un canapé, en sorte que la tête se
trouve horisontale. On met environ un gros de ma liqueur
dans une cuiller à café, et on l'introduit goutte à goutte
dans le grand angle de l'œil, en recommandant au malade de la faire parcourir d'un côté à l'autre, afin que
tout le globe en soit humecté.

mélangé de larmes et de mucosité ; il ne faut pas confondre cependant cette maladie avec une tumeur d'un autre genre, qui a son siége dans le grand angle de l'œil, qu'on appelle *anchyopé*, qu'on reconnaît pour causer une affection de la membrane interne des paupières.

De légères frictions faites avec l'onguent rosat aluminé, et l'usage de mon médicament, ont guéri cette tumeur, que beaucoup de praticiens laissent dégénérer en abcès.

Traitement de l'Ectropion ou l'Éraillement des paupières.

Comme l'éraillement des paupières est une des suites les plus fâcheuses de la variole, qui laisse le malade dans un état affreux de difformité, je me suis attaché à le réparer par un traitement méthodique et sûr.

Elle n'occupe presque jamais que la paupière inférieure, et dépend, ou de l'engorgement contre nature de la conjonctive, ou du raccourcissement de la peau qui recouvre les paupières, et qui est l'effet des froncemens produits sur la peau par la petite vérole confluente dans les tégumens de sa face.

Outre la difformité inséparable de cette maladie, il existe une autre incommodité ; c'est l'écoulement continuel des larmes sur la joue, et, ce qui est plus grave encore, la sécheresse du globe de l'œil, l'exacerbation fréquente de l'ophthalmie chronique, l'intolérance de la lumière ; enfin l'obscurcissement et l'ulcération de la cornée, et souvent sa fongosité, résultat naturel de son intumescence.

Je commence d'abord par préparer le malade par l'usage de mon médicament plusieurs fois par jour, et même tout le jour, en entretenant continuellement les paupières humectées, à l'aide de fréquentes lotions.

L'œil étant ainsi disposé, je fais faire, par un chirurgien exercé (1), un renversement en entier de la paupière malade avec la main gauche, tandis qu'il l'essuie de la main droite avec un linge fin ; puis sur tout le trajet de la fongosité superficielle il promène fortement le nitrate d'argent (pierre infernale), de manière à former escarre, afin d'incommoder moins le malade : aussitôt que le chirurgien aura retiré le nitrate d'argent, il couvrira promptement le lieu caütérisé d'une couche d'huile qui empêchera les

(1) Les chirurgiens français qui se sont occupés avec le plus de succès des maladies chirurgicales de l'œil, sont, à Paris, MM. Dechamp, Demours, de Wenzel, Boyer, Guérin, auxquels on est redevable d'un instrument fort ingénieux pour l'opération de la cataracte, l'éveillé, etc. etc.

larmes de dissoudre la pierre caustique qui se répandrait sur le globe de l'œil. Cette opération sera répétée plusieurs jours de suite, concurremment avec l'usage de mon médicament qui détergera la paupière ; et tel est l'effet de ce traitement, qu'à mesure que la cicatrice se formera dans l'intérieur de la paupière, le léger éraillement diminuera en proportion égale ; et enfin l'ourlet reprendra sa position naturelle.

De l'Orgelet.

L'orgelet est un petit furoncle qui pointe sur le bord des paupières, et le plus fréquemment vers le grand angle de l'œil. C'est une maladie si fréquente et si douloureuse, qu'on sera bien aise de voir, dans cet ouvrage, de quelle manière je parvins, sans beaucoup de douleur, à la guérir promptement.

Il y a toujours inflammation flegmoneuse dans cette tumeur furonculaire, qui gagne rapidement dans le tissu cellulaire, et frapperait de mort les parties ambiantes, si on n'y portait un prompt secours ; c'est pourquoi je fais baigner constamment l'œil malade de ma liqueur, ce qui arrête les progrès de la désorganisation.

Dans le deuxième période, le petit ulcère s'ouvre dans un ou plusieurs points qui donnent issue à une goutte de sérosité; il en sort enfin un petit tourbillon qui est le morceau de tissu cellulaire, qui formait le corps et la base de la petite tumeur.

Après un jour ou deux de suppuration, je fais toucher la cicatrice avec le nitrate d'argent, ce qui termine la cure, à moins qu'un restant d'inflammation n'oblige à appliquer, un jour ou deux, un cataplasme de mie de pain pour la dissiper.

Beaucoup d'affections des yeux, par suite de la variole, nécessitent l'usage de médicamens intérieurs; les évacuans sont ceux sur lesquels il faut le plus insister, et, dans ce cas, la fleur de soufre, donnée à la dose d'une demi-cuiller à café dans du lait, purge très-bien les enfans au-dessous de dix ans; après cet âge on en donne jusqu'à demi-once, et enfin si l'enfant est trop jeune pour être purgé, ou qu'il y ait du danger à le faire, l'expérience démontre qu'en donnant le purgatif à la mère, son lait acquiert une qualité relâchante, qui suffit pour évacuer l'enfant.

OBSERVATIONS.

— Un jeune enfant de douze ans était affecté, depuis l'âge de sept ans, de fréquentes fluxions, par suite de métastase variolique : il ne pouvait plus élever les paupières ; il appercevait seulement quelques rayons par le grand angle de l'œil, en inclinant fortement le col : le tarse et les cils étaient repliés en dedans et froissaient la cornée.

Plusieurs oculistes, consultés pour cet enfant, avaient extrait les cils et cautérisé les tarses ; mais les poils qui revenaient n'en étaient que plus durs, et on avait déjà le projet d'exciser le bord des paupières.

C'est dans cet état que j'ai eu le bonheur de voir ce malade, auquel j'ai eu la satisfaction de conserver la vue par l'instillation de mon collyre, durant deux mois, entre les paupières et le globe de l'œil.

———

Une jeune dame d'environ vingt-trois ans avait eu, par suite d'une répercussion laiteuse, une rougeur avec éraillement des paupières, qui rendait sa figure très-difforme ; plusieurs oculistes avaient assayé de l'en guérir, mais sans succès. Elle vint à moi après avoir renoncé à tout espoir de guérison par les moyens chirurgicaux : les tarses étaient durs, croûteux, et enduits d'une matière jaunâtre qui collait les cils les uns contre les autres.

Un mois de l'usage de mon médicament ap-
pliqué plusieurs fois par jour, a suffi pour
guérir complètement cette jeune dame, qui
allait infailliblement perdre la vue par l'irritation qui très - prochainement se serait pro-
pagée au globe de l'œil.

CHAPITRE III.

Cécité ophthalmique.

La cécité ophthalmique est une infirmité des deux sexes, de tous les pays; endémique dans certaines contrées, tel qu'en Egypte, etc. etc.; épidémique dans certains temps comme elle le fut en France en 1784 et en 1805.

Dans la cécité ophthalmique, les deux globes sont souvent fondus en un seulement, l'autre ayant le volume naturel ou, quelquefois, manifestant une exubérance plus ou moins considérable; le bulbe de couleurs variées, d'où résulte une grande difformité; mais jamais elle n'est aussi grande que dans la précédente, les paupières dans la cécité ophthalmique étant rarement maltraitées.

Cette espèce de cécité est beaucoup plus fréquente dans l'enfance que dans les autres âges.

Quelques auteurs ont prétendu qu'il y avait des causes prédisposantes, héréditaires de cette maladie. Cette hypothèse n'est pas complétement démontrée; cependant il y a plusieurs exemples de cécité ophthalmique héréditaire. On voit à l'hospice des Quinze-Vingt un aveugle, nommé *Pierre-Louis Brunet*, agé de six ans, issu d'une famille, dont tous les individus de temps immémorial deviennent aveugles et viennent tous mourir aux Quinze-Vingt. Depuis deux cent soixante-onze années que le chef de cette famille est devenu aveugle, on y a compté cent vingt-trois ans de cécité.

PREMIÈRE OBSERVATION A CE SUJET.

Pierre Brunet, de Lyon, devient aveugle à trente-cinq ans : il mourut aux anciens Quinze-Vingt, à l'âge de soixante-quatre ans ; il avait eu la vue foible dès son enfance, et ses parens disaient que son père lui pronostiqua qu'il serait aveugle ; parce que sa mère avait eu constamment sous les yeux, pendant sa grossesse, un tableau de la Madelaine pleurante ; ce qui ne peut être puisqu'on sait aujourd'hui que l'imagination de la mère n'a aucune influence sur le fœtus.

Pierre Brunet avait pour femme une nommée Fontaine, qui n'était point aveugle, mais les ayeux de cette femme l'avaient été ; et si l'on en croit des traditions de famille, la cécité dans les Fontaine remontait à plus de deux cents ans. Ce qu'il y a de plus sûr, c'est que le père de la femme Brunet et son grand père moururent aveugles aux anciens Quinze-Vingt, rue Saint-Honoré.

DEUXIÈME OBSERVATION.

François Brunet, fils du précédent, âgé de soixante-onze ans, a toujours eu la vue très-faible, au point qu'il ne vit jamais assez pour apprendre à lire : à vingt-cinq ans, il fut frappé d'ophthalmie, et l'œil gauche se vida totalement ; le droit est vide en partie, et cet homme est complètement aveugle.

TROISIÈME OBSERVATION.

Pierre - Joseph Brunet, fils de François Brunet, âgé de quarante-huit ans, offre à l'observation deux yeux diminués de volume, de couleur citrine ; la cornée paraît plus animée que dans l'état ordinaire ; il ne reste de l'iris qu'une petite bordure circulaire, qui circonscrit une grande prunelle, dans le fond de laquelle on apperçoit un corps blanc et lenticulaire, plus volumineux qu'un cristallin ordinaire ; absence totale du cercle brun qui entoure ce corps dans une cataracte simple.

Cet homme a vu un peu jusqu'à l'âge de vingt-cinq ans; mais depuis il est complétement aveugle.

QUATRIÈME OBSERVATION.

François-Noël Brunet, frère du précédent, âgé de quarante-cinq ans, est aveugle depuis l'âge de vingt-deux ans.

CINQUIÈME OBSERVATION.

Jean-Nicolas Brunet, fils de Pierre-Joseph Brunet, âgé de vingt-trois ans, est complétement aveugle depuis trois ans.

SIXIÈME OBSERVATION.

Pierre-Louis Brunet, fils de François-Noël Brunet, âgé de vingt-un ans, est borgne depuis sa naissance, et l'œil commence à s'affaiblir.

REMARQUE.

Il n'est pas rare de rencontrer plusieurs frères et sœurs, enfans de mêmes père et mère voyans, qui sont atteints de cette cécité; quelquefois tous les enfans d'une même famille naissent aveugles.

EXEMPLE.

Mathurin Mary, menuisier à Cely, arrondissement de Melun, département de Seine-et-Marne, a trois enfans, dont : Mathurin, âgé de huit ans, André; âgé de sept ans; Marguerite, âgée de quatre ans, qui sont tous trois aveugles de naissance.

Il arrive la même chose pour les sourds-muets : Le célèbre Massieu, premier élève de l'abbé Sicard, auquel il a fait tant d'honneur, a trois frères et une sœur sourds - muets, comme lui.

Il y a deux espèces d'ophthalmies : l'une est aigüe et vraiment inflammatoire par excès de *stimulus;* l'autre est chronique, ou par faiblesse des membranes de l'œil, ou de ceux des paupières; d'autres fois elle est partielle ou universelle.

Cette distinction, fondée sur l'observation, est le guide le plus certain que nous ayons dans le traitement de l'ophthalmie; car quoique mon médicament seul en ait guéri un très-grand nombre, je dois avouer aussi que souvent, dans la première espèce d'ophthalmie, je l'ai heureusement combiné avec les topiques émolliens antiphlogistiques et doux et dans le second, avec l'usage des remèdes intérieurs.

Le point le plus important, dans le traitement de l'ophthalmie, est de saisir le période
dans lequel elle passe de l'état aigu à l'état
chronique par faiblesse, afin de changer aussi
de moyens; car, si l'on continue l'usage des
émolliens après cette époque, on entretient la
turgescence des vaisseaux, et on perpétue la
rougeur de la conjonctive.

La température produit souvent des ophthalmies, comme elle produit des catharres.
Aussi ont-elles quelquefois un caractère rhu-
matique; et très-souvent la cause de cette maladie réside dans l'estomac : c'est ce qui me
décide à faire usage des minoratifs, en même
temps que j'emploie mon collyre.

J'en ai vu aussi produites par la suppression d'une évacuation habituelle. Dans ces cas-
là, je m'applique à rappeller l'écoulement
avant de faire usage de mon médicament, et
je continue les applications jusqu'à ce que la
rougeur de la cornée soit entièrement dissipée,
afin de rendre aux vaisseaux relâchés et in-
filtrés par le sang leur première vigueur; et
je donne les anti-spasmodiques à l'intérieur
s'il y a agacement des nerfs, fièvre et douleur à la nuque avec *chemosis*.

Lorsque j'ai eu à craindre qu'une violente
inflammation des membranes de l'œil n'en-

traînât sa fonte, et ne se propageât au cerveau, j'ai fait saigner copieusement avant d'appliquer mon collyre, et j'ai toujours eu, en
me conduisant ainsi, le plus grand succès.

Dans les ophthalmies gonorrhoïques, j'ai
agi de la même manière par un traitement
combiné.

Du Nuage de la Cornée.

Le nuage de la cornée est une des suites
les plus fréquentes de l'ophthalmie chronique.
J'établis une grande différence, ainsi que les
auteurs modernes, entre le nuage de la cornée
et la tâche dense, l'obscure faite par l'*albugo*
ou *leucoma*, qui est le *maximum* de cet état
de la cornée ; en ce que le nuage n'est qu'un
obscurcissement récent, léger, superficiel, pré-
cédé et accompagné d'ophthalmie, et au travers duquel on distingue l'iris et la pupille.
Cet état ne prive pas entièrement les malades
de la faculté de voir, mais leur couvre seulement les objets d'un voile ou d'un nuage.

Cette infirmité reconnaît pour cause l'infil-
tration des vaisseaux veineux de la conjonctive,
dont le cours du sang est ralenti dans leur intérieur ; il y a même quelquefois un état variqueux, et les vaisseaux demeurent apparens

sur la cornée, comme ils le sont dans l'inflammation de l'œil.

L'indication du traitement consiste donc à donner du ton aux vaisseaux de la cornée; mais les astringens, les fortifians, la pommade même de *Janin* ne suffisent pas toujours : ils ont fait au contraire quelquefois beaucoup de mal.

C'est dans de semblables circonstances que mon remède a veritablement opéré des prodiges, et le fait suivant va parler en sa faveur:

PREMIÈRE OBSERVATION.

L'enfant d'un charbonnier, rue Montmartre, n°. 64, à Paris, avait, par suite d'une ophthalmie venue après le desséchement d'une croûte laiteuse considérable, un nuage très-dense tenant de *l'albugo* sur les deux yeux. Un chirurgien célèbre de Paris avait proposé la rescision des vaisseaux variqueux; la mère de cet enfant, qui apprit mon arrivée dans cette ville, me le conduisit. Je l'ai fait panser sous mes yeux pendant quarante jours, et maintenant il voit parfaitement bien.

DEUXIÈME OBSERVATION.

Le 5 juillet de cette année 1814, se présenta chez moi la nommée Angelique Trusta, demeurant Barrière des Martyrs.

Cette fille, âgée de vingt-un ans, après avoir eu, pendant trois années, des ophthalmies périodiques, correspondantes avec la suppression de ses règles, eut au mois de septembe 1813 une violente ophthalmie qui lui laissa un *leucoma*, avec exudation d'une liqueur tenue et laiteuse.

En décembre 1813, on fit l'excision qui laissa sur l'œil une cicatrice dense et coriace, qui couvrait une grande partie de la cornée.

L'aspect de son œil était effrayant. Voici les moyens que j'ai employés, et à l'aide desquels Angelique Trusta a recouvré la vue :

J'ai combattu l'inflammation locale par l'application de topiques émolliens, et par quatre sangsues apposées autour de l'orbite ; puis j'ai, à l'aide d'une œillère de verre, baigné constamment l'œil avec mon médicament, et vers la fin du traitement j'ai sollicité quelques selles avec le sulfate de Magnésie.

TROISÈME OBSERVATION.

Un Italien, âgé de 52 ans, sujet à de légères irritations de l'œil, a gagné une gonorrhée vénérienne, qu'il a négligée ; il n'a employé que de ces moyens, résultat d'une médecine qu'on a prétendu simplifier. Ces moyens insuffisans pour la guérison entretinrent bien, il est vrai, l'écoulement par l'urètre; mais la matière gonorrhoïde se transporta aux paupières, et le globe de l'œil fut bientôt inondé d'une matière puriforme d'un jaune verdâtre, exactement semblable, par les propriétés physiques et chimiques, à l'écoulement de l'urètre; et déjà des aphthes grisâtres se développaient sur le bord libre de la paupière inférieure.

Je jugeai dans ce cas qu'un traitement anti-vénérien devrait précéder l'application de mon remède; et un médecin habile fut appelé pour le traitement secondaire.

Le muriate sur-oxygéné de mercure fut administré en liqueur, des frictions mercurielles furent faites sur les tumeurs des aînes; et lorsque les douleurs stéocopes et autres symptômes, d'une infection générale, furent dissipés, j'appliquai mon collyre sur les yeux, qui seuls n'avaient éprouvé qu'une bien légère amélioration du traitement général.

La pommade de *Janin* fut appliquée sous le bourrelet cartilagineux de la paupière inférieure pour en opérer le dégorgement; lorsque l'œil put s'ouvrir assez pour pouvoir y introduire le médicament, je commencai le pansement qui a duré deux mois, au bout desquels le malade a pu se livrer à ses travaux ordinaires.

Beaucoup d'autres affections résultant d'ophthalmies aigües ou chroniques ont été également guéries par le même traitement.

CHAPITRE IV.

Cécité Cataractique.

LA cataracte est une cécité plus ou moins complète, produite par l'opacité du cristallin ou de sa capsule. La petite quantité de matières mucoso-séreuses, contenue dans la capsule du cristallin répandu autour de ce corps, et connue sous le nom d'*humeur de Morgani*, peut aussi prendre sa transparence, devenir floconneuse et blanchâtre, et constituer ainsi une espèce particulière de cataracte, ou bien, comme il est arrivé le plus souvent, compliquer l'opacité du cristallin, ou celle de sa capsule.

Faute de connaissances anatomiques et physiologiques, et de celles que l'on peut acquérir par l'autopsie, à la suite des maladies, il s'est écoulé bien du temps avant que l'on ait soupçonné la véritable nature de celle qui nous occupe : on eut même bien de la peine à se persuader, quand l'observation eut fait les premières révélations à cet égard, que le cristallin, que l'on regardait comme le siége immédiat de la vision, fût aussi celui de l'opacité accidentelle qui s'opposait à la perception des objets, et que l'on pût détourner cet organe lui-même, en laissant subsister la faculté de voir. L'Académie des Sciences de Paris, dans laquelle cette contestation fut élevée, conserva ces préjugés très-longtemps, malgré les ob-observations les plus positives qui lui parvenaient de toutes parts; les observateurs eux-mêmes n'étaient pas convaincus. La marche successive et lente de la maladie; l'apparence d'une surface plate sous laquelle le cristallin opaque se présentait; la facilité avec laquelle on détournait l'obstacle à la vision, par le moyen d'une tige de métal très-mince, avaient rendues très-probables les conjectures que l'on avait formées sur sa nature, et d'après lesquelles des matières solidifiables et contenues dans l'humeur aqueuse se seraient précipitées, concentrées dans la chambre postérieure de l'œil, pour y former une sorte de membrane accidentelle qui, en recouvrant le cristallin, l'aurait privé de ses fonctions. L'observation elle-même semblait avoir ajouté la force de son autorité à celle des conjectures. On a recueilli effectivement, à l'époque où l'on commençait à interroger la nature sur cette question, des observations de cataractes membraneuses, formées par la capsule du cristallin : on a vu à cette même époque, sur des sujets qui, quelque temps auparavant, avaient subi l'opération de la cataracte par le procédé que l'on appelait *dépression*, le cristallin trasparent, occupant son siége naturel et la membrane cristalloïde antérieure opaque, plissée, et plongée à une certaine profondeur dans l'épaisseur du corps vîtré.

En fallait-il davantage pour persuader que l'opinion, sur la nature de la cataracte était fondée sur la plus exacte vérité? L'étude des causes qui eut accrédité et entretenu les erreurs parmi les hommes, n'est point indifférente pour ceux qui se vouent à l'étude de la nature.

Aussi n'ai-je rien négligé pour vérifier les faits, tant négatifs que confirmatifs, de l'application de mon remède ; l'altération que le cristallin éprouve dans sa transparence, dans le cas de cataracte, n'est pas la seule : il en éprouve dans sa couleur et dans sa consistance ; il faut compter pour rien la nuance jaune d'ambre, quelquefois même assez fort, que cette partie contracte avec l'âge : cette couleur est souvent très-prononcée chez des vieillards qui ont cependant joui jusqu'au dernier moment de leur vie de la faculté de distinguer les objets. Il faut donc rapporter à d'autres causes l'affaiblissement de la vue, que l'on observe à un âge où cette couleur du cristallin est familière : mais il ne sera peut-être pas sans intérêt de remarquer qu'il est très-ordinaire de trouver dans les cataractes, où la capsule cristalloïde, où bien l'humeur de Morgani, sont seules siége de l'opacité, le cristallin pénétré profondément dans cette couleur jaune, quoique sur des sujets peu avancés en âge. Quand le cristallin lui-même est le siége de l'altération morbifique, il est le plus souvent pénétré d'une couleur blanche, tantôt pure, tantôt légérement azurée, tantôt verdâtre, tantôt rougeâtre, tantôt tirant sur le brun. Nous regardons comme à peu-près démontré que le blanc mât, ou comme on dit, de plâtre, dépend de l'altération de la capsule cristalloïde, plutôt que de celle du cristallin lui-même. Le brillant que la membrane prête au cristallin, quand elle est dans son état naturel, donne à ces couleurs un aspect particulier, qui n'existe plus quand on examine le cristallin opaque hors de place. C'est à cette circonstance qu'il faut rapporter le bleu de perle, le bleu céleste, le verd d'eau marine, etc., dont les oculistes ont tant parlé.

Quant aux cataractes noirs, ce que les anciens

ont dit convient trop à l'amaurose, (voyez ce mot); et les modernes ont glissé trop légérement sur les faits de cette nature dont ils ont parlé, pour qu'on puisse en inférer rien de positif. A notre avis, il faut remettre en doute l'existence de cette espèce singulière, jusqu'à ce que des observations bien faites l'aient prouvée sans réplique; du reste, nous verrons dans la suite combien ces couleurs, qui nous paraissent purement accidentelles, et auxquelles les oculistes ont attaché tant d'importance, sauf le peu d'utilité pour le diagnostic et le prognostic de la maladie.

La consistance du cristallin devenu opaque est constamment altérée: il est rare que sa totalité ait acquis plus de fermeté; mais il est fort ordinaire que cette même propriété ait augmenté dans son centre, tandis que l'état de sa périphérie n'a point changé sous ce rapport; et il nest pas rare que la superficie du cristallin, jusqu'à une certaine profondeur, soit changée en une matière floconneuse, blanchâtre, que la substance de ce corps soit la cause de la déliquescence; tandis que la cécité présente un noyau endurci, plus ou moins petit, tantôt transparent. Il nous paraît plus que douteux qu'on ait jamais observé le cristallin lui-même, dans un état vraiment osseux ou pierreux comme on l'a prétendu ; la seule capsule cristalloïde a été trouvée dans un état d'ossification plus ou moins avancée ; elle nous paraît seule susceptible de cette espèce d'altération : et il est probable que c'est à elle qu'il faut rapporter les faits de prétendue ossification du cristallin. Il arrive assez fréquemment que la totalité du cristallin est fondue, et dégénérée en cette même matière floconneuse et blanche, contenue dans la capsule cristalloïde, qui alors en est distendue, appuyée contre l'iris qu'elle déplace en devant, et engagée même en partie dans la pupille.

Nous avons déjà dit qu'il arrivait très-fréquemment que l'humeur de Morgani fût épaissie et de enue floconneuse autour d'un cristallin opaque ; qu'il arrivait aussi assez souvent que cette humeur fût la seule partie qui eût perdu sa transparence ; mais comme quelquefois, au milieu de cette humeur dégénérée, on ne retrouve qu'un noyau très-petit du cristallin, qui, dans quelques cas, a conservé toute sa transparence ; comme il est très-probable que le cristallin, opaque ou non , peut passer et passe en effet tout entier à cet état demi-liquide, on ne peut jamais savoir exactement jusqu'à quel point l'humeur de Mor-

gani se trouve mêlée à une certaine portion
de cristallin ainsi dégénéré, et fondu.

La membrane connue sous le nom de *capsule cristalloïde*, peut, ainsi que nous l'avons
déjà dit, perdre sa transparence : ce qui constitue une espèce particulière de cataracte, ap-
pelée *membraneuse* ; sa couleur est blanche
ou grise, toujours plus intense que celle du
cristallin, et la membrane plus de densité.
Il arrive quelquefois que cette membrane s'os-
sifie à la manière du tissu cellulaire, qui sert
de moyen d'union à la tunique fibreuse, et à
l'interstice des artères ; l'ossification s'étend plus
ou moins sur cet organe ; elle se déclare par
plusieurs points isolés, qui se réunissent ensuite
d'une manière plus ou moins régulière, et
dont la continuité peut finir par transformer
la moitié antérieure de la capsule en une
calotte osseuse, d'épaisseur inégale, et qui conserve quelques interruptions dans sa matière
solide. Cette même membrane, ossifiée ou
non, contracte quelquefois des adhérences avec
l'iris dans une étendue plus ou moins grande
de sa face postérieure : ce qui peut rendre la
pupille difforme ou immobile ; dans d'autres
cas, elle se détache en partie ou totalement
du corps vîtré : ce qui constitue une espèce
de cataracte brûlante, ou ce qui entraîne la

chûte du cristallin. Dans ce dernier cas, où le cristallin se déplace spontanément, et en se logeant plus ou moins profondément dans le bas de la chambre postérieure, il rétablit la faculté de voir, ou bien il passe tout entier dans la chambre antérieure à travers la pupille ; et, là appuyant sur l'iris, il peut l'irriter, causer une inflammation intérieure, une ulcération de la cornée, ou forcer à l'extraire par une incision ; ou bien encore, en se détachant, le cristallin se partage en même temps en plusieurs fragmens, qui, macérés dans l'une et l'autre chambre par l'humeur aqueuse, sont dissous et absorbés avec elle.

La cataracte spontanée n'est guère que le partage de la vieillesse ; cependant il ne manque pas d'exemple de cette maladie sur des gens peu avancés en âge ; on peut même en citer qui ont été observées sur des jeunes gens, et même sur des enfans ; mais dans la plupart des faits de cette dernière espèce, la cataracte a été la suite, ou d'une inflammation profonde du globe de l'œil, ou d'une contusion, ou d'une blessure faite par un instrument piquant, qui a intéressé le cristallin.

D'après ce que nous avons dit, on reconnaît une cataracte cristalline, une capsulaire, une membraneuse, et l'on peut distinguer l'une et l'autre ; la première , en solide et en liquide ou laiteuse ; la seconde, en molle, en solide ou osseuse , et en primitive et secondaire. Que pendant l'opération de la cataracte par l'extraction du cristallin , on n'ait pas eu le soin d'enlever sa capsule ; ou que pendant l'opération , par le simple déplacement, on n'ait pas bien pris ses mesures pour entraîner la membrane avec le cristallin qu'elle enveloppe, s'il survient ensuite une inflammation qui intéresse cette même membrane, elle peut en être épaissie et devenir opaque : voilà ce qui constitue la cataracte membraneuse consécutive de l'opération , ou secondaire, selon le langage de Hoin.

Des différences bien importantes dans la cataracte sont celles qui se tirent de son état de simplicité ou de complication.

La cataracte est simple, toutes les fois qu'elle n'est pas accompagnée d'aucune autre maladie, ou d'aucune disposition morbifique de l'organe de la vue, qui puisse influer sur les fonctions de ce dernier, ou sur le sort du traitement applicable à la cataracte. Mais l'observation n'a point démontré que la couleur de la cataracte, que son siége dans le cristallin ou dans sa capsule, que l'état du cristallin solide ou liquide, etc., fussent de bon ou de mauvais augure , sauf le choix de la méthode opératoire

et le mode de son exécution, choses sur lesquelles ces circonstances peuvent avoir quelque
influence. Les complications les plus importantes, dont la cataracte est susceptible, sont
l'état fluxionnaire habituel des paupières et
de la conjonctive, la récidive fréquente des
ophthalmies apoplectiques, la sensibilité vicieuse de l'œil, les taies et les ulcères de la
cornée transparente avec ou sans adhérence de
l'iris à la face postérieure de cette dernière ; le
resserrement de la pupille, l'hydrophtalmie,
le staphylôme, un prolongement conoïde de la
cornée transparente ; l'amaurose, l'inflammation
chronique et habituelle de l'intérieur de l'œil,
l'atrophie du corps vîtré ; ce qui constitue une
seconde espèce de cataracte branlante ; le
cancer du globe de l'œil, la diathèse sérophu-
leuse ; des céphalées goutteuses, rhumatiques,
etc., etc.

A l'exception des contusions des blessures
faites par des instrumens piquans qui ont intéressé le cristallin, des inflammations profondes
du globe de l'œil, toutes causes capables de
produire la cataracte, même sur des jeunes
sujets, les causes de cette maladie sont totalement inconnues ; on a tour-à-tour accusé la gale,
les dartres, la goutte, le rhumatisme, la pléthore sanguine, etc. ; mais tous les faits, sur les-

quels on se fonde, prouvent seulement que ces circonstances maladives se sont rencontrées avec des cataractes, et nullement qu'elles aient influé sur sa formation. Que dire du prétendu épaississement de la lymphe, et des remèdes appelés *fondans*, *apéritifs*, etc., dont on a conseillé l'usage, sans même indiquer les signes d'après lesquels il faudrait se conduire? N'est-ce pas substituer l'empirisme le plus aveugle à l'aveu sincère de notre ignorance, les conjectures que l'on a formées sur la vérole, se présentant d'abord avec des apparences plus insidieuses? Mais s'il fallait en croire certains observateurs, dans des cas où les probabilités de vérole n'étaient rien moins que démonstratives, on aurait vu des cataractes guéries par un traitement mercuriel. Cette circonstance elle-même nous fait révoquer en doute la nature de la cause; et quiconque aura réfléchi sur l'état des parties dans la maladie dont il s'agit, sera conduit aux mêmes conclusions. Il faut reléguer ces faits parmi le grand nombre de ceux qui ont été observés sans une attention suffisante, et qui, par conséquent, sont inutiles.

Aux yeux de tout physiologiste accoutumé à observer la nature, les faits sont assez nombreux maintenant pour conclure que la cataracte membraneuse, soit primitive, soit secondaire ou consécutive, tient, comme à sa cause prochaine, à un état d'inflammation légère et prolongée, qui a pour effet de produire un accroissement de nutrition, lequel peut aller jusqu'à suffoquer le principe de la vie dans cette membrane délicate, et la faire se séparer des parties voisines, ainsi qu'il arrive quelquefois; mais on ne peut appliquer la même pensée à la cataracte cristalline. Comment supposer l'inflammation dans un organe dont les moyens de nutrition sont inconnus? D'ailleurs, les phénomènes de la lésion organique sont bien différens; cependant nous rappellerons quelques faits déjà énoncés, sans toutefois garantir les conséquences qu'il est peut-être permis d'en déduire, et sans faire aucune application particulière à mon médicament.

1°. La cataracte spontanée est si communément observée sur des vieillards, que l'on peut la considérer comme leur apanage presque exclusif

2°. Elle est fort commune aussi chez ceux qui, par état, sont habituellement exposés à une vive lumière : on l'observe souvent chez les verriers, les fondeurs, etc.

3°. Il serait intéressant de vérifier si les sujets peu âgés qui en sont affectés, sans avoir été exposés à aucune des causes accidentelles connues, ne sont pas dans un état de vieillesse prématurée, soit par rapport à toute la constitution, soit par rapport aux yeux seulement, et en tenant compte des infirmités de la constitution primitive de ces organes.

4°. Le cristallin cataracté, habituellement plongé dans l'humeur de Margoni , s'y fond souvent en grande partie, et quelquefois même complétement, en se réduisant en flocons blanchâtres mêlés de sérosités.

5°. La parfaite uniformité de la petite quantité d'humeur de Margoni , dont on trouve entouré quelquefois le cristallin, sans qu'on puisse s'assurer s'il a perdu quelque chose de son volume, porte à croire que la faute commencerait seulement dans ces derniers cas, et que ce phénomène serait le résultat constant de l'opacité du cristallin.

6°. Quand le cristallin cataracté est déplacé, soit qu'il ait été brisé et jeté par fragmens dans la chambre antérieure, soit qu'il ait été plongé dans le corps vîtré; quand il a été extrait et soumis à la macération , sans le contact de l'air, il présente les mêmes phénomènes; il se réduit en flocons blanchâtres : cette conformité de phénomène ne suppose-t-elle pas une conformité d'état; et s'il est incontestable que dans ces derniers cas le cristallin est privé de la vie, n'est-il pas très-probable qu'il est dans le même état avant d'être déplacé ?

7°. La couleur jaune s'établit peu-à-peu dans le cristallin par l'effet des progrès successifs de l'âge, et elle n'est jamais plus marquée que dans le cas de cataracte, le cristallin ayant conservé sa transparence; mais ayant perdu une partie de son volume, et ce foyer étant entouré d'une couche plus ou moins épaisse de matière floconeuse blanche, dans laquelle il semble dégénérer et se fondre : cette remarque peut être faite, même sur des sujets d'un âge peu avancé. La couleur dont il s'agit serait-elle le siége de la décrépitude du cristallin, et de sa mort prochaine ?

8°. Pourquoi des blessures, même légères, qui suffisent pour donner lieu à la cataracte, ne suffiraient-elles pas pour éteindre la vitalité dans cet organe où elle doit être bien faible, puisqu'on ne connaît pas ses moyens de communication avec le reste du solide vivant, et avec les principaux foyers de la vie.

La cataracte ne serait-elle que la nécrose du cristallin? C'est au temps et à l'expérience à décider cette question : mais nous ne pouvons dissimuler que nous sommes fort portés à la décider par l'affirmative, et à regarder les matières molles qui entourent le cristallin, comme le résidu de la dissolution physique et de la décomposition chimique de ce corps ; et les couleurs diverses de ce même résidu ou du cristallin lui-même encore solide , comme le résultat purement accidentel des nouvelles combinaisons qui s'opèrent dans les principes divisés de ce même organe, déjà frappé de mort.

Il est à craindre que la cataracte ne se forme lorsque , surtout chez un sujet d'un certain âge, la vue est souvent offusquée par des images fantastiques, qui semblent s'interposer entre l'œil et l'objet, et que rien ne peut faire disparaître ; les malades croient voir voltiger des mouches, des toiles d'araignées, etc.; ou bien ils croient quelque corps étranger introduit entre leurs paupières ; ils frictionnent leurs yeux comme pour détourner l'obstacle ; mais ils retrouvent toujours la même difficulté , si l'on fait examiner au malade des lignes droites tracées , ou les caractères d'un livre : les uns et les autres de ces objets paraissent, ou déviés dans un point de leur étendue , ou interrompus.

Quelquefois cette période de la maladie est accompagnée de douleurs de tête plus ou moins vives, qui, tantôt peuvent être rapportées à quelque classification évidente, et qui tantôt n'ont aucune raison manifeste.

Cependant la maladie augmente et se manifeste par des signes extérieurs et sensibles : on voit derrière la pupille une sorte de nuage blanc, gris ou jaune, dont le centre est plus opaque que la circonférence, et qui va chaque jour croissant en étendue et en intensité. La pupille se meut encore dans les variations de la lumière; mais ses mouvemens sont plus lents et sa dilatation habituelle est plus grande que dans l'état naturel. Le malade dit voir un nuage entre son œil et l'objet qu'il examine; il n'en distingue pas les contours nettement; pour le voir le mieux qu'il peut, il est obligé de varier fréquemment l'attitude de sa tête ou celle de son œil, pour chercher ainsi la direction la plus commode; et celle à laquelle il s'arrête n'est jamais telle que la ligne par laquelle doit passer l'image de l'objet soit d'accord avec l'axe de l'œil; bientôt la faculté de voir avec ces précautions diminue et disparaît; le malade ne distingue que la lumière et l'obscurité, ou les couleurs les plus éclatantes; l'œil est fixe ou agité de mouvemens sans but et comme convulsifs; la pupille est grande et ne se resserre plus qu'à l'occasion des grandes différences de la lumière, et même à la faveur de quelques frictions exercées à travers les paupières. Il faut remarquer cependant que quelquefois la pupille est habituellement de la grandeur naturelle, et quelquefois même plus resserrée ; cette dernière remarque est assez commune quand un seul est affecté de cataracte, et surtout quand il y a en même temps des céphalalogies, ou une sensibilité vicieuse de l'organe malade. Quand il y a eu des douleurs de tête pendant la formation de la cataracte, il n'est pas rare qu'elles cessent ou qu'elles deviennent plus supportables, quand elle est parvenue au point où nous venons de la représenter ; d'autrefois elles persistent sans qu'on puisse en indiquer la raison.

On ne peut pas se dissimuler que si, au début de la formation de la cataracte, on était assez heureux pour trouver un moyen assuré de fortifier le nerf optique, qui est presque toujours primitivement affecté dans cette maladie, on la dissiperait ainsi que l'apparence de flammes et de nuages dans l'atmosphère qui la précèdent, et qui sont un signe assuré de l'altération du nerf, de même que l'inactivité ou la trop grande dilatation de la pupille.

On sait que les excès de tous genres, les inquiétudes morales, le travail prolongé surtout à une lumière vive, peuvent développer la faiblesse du nerf optique, faiblesse qui, prolongée, peut dégénérer en paralysie complète. Ce n'est point dans ce cas que mon médi-

cament peut être utile. La paralysie, comme
on sait, ne laisse nul espoir de guérison.

Mais lorsque j'ai eu le bonheur d'être consulté au début de la maladie ; lorsque l'état du
cristallin était peu dénaturé, que l'affection
encore profonde, et que la cataracte (si l'on
peut parler ainsi) n'était pas encore arrivée
jusqu'au cristallin, j'ai eu des succès et des
succès complets. Mon médicament a dissipé
plusieurs diathèses cataractiques, et a conservé
une vue saine et sans le concours d'aucun secours physique à des personnes qui allaient
en être privées très-prochainement, et qui déjà
éprouvaient des nuages , ce sentiment de corps
voltigeans dans l'atmosphère dont j'ai parlé
tout-à-l'heure , et qui sont un signe immédiat
de l'opacité du cristallin qui n'est que la conséquence de la faiblesse de la rétine.

On néglige aussi beaucoup trop de préparer
l'œil pour l'opération lorsqu'elle est indiquée,
et l'on sait cependant que plus un œil est fortifié avant l'opération , plus le succès en est
assuré. Je n'ai jamais vu manquer une seule
opération de ceux des malades qui s'étaient pré-
parés par trois ou quatre mois de l'application
constante de mon collyre. Il y arrive si souvent
que les malades opérés ne recouvrent pas du
tout ou imparfaitement seulement la vue , qu'il

n'est personne qui ne se soumette facilement à quelques mois de soins préparatoires pour être assuré de voir bien tout le reste de la vie.

Je blâme aussi beaucoup les opérateurs qui, par une espèce de luxe, s'empressent tout de suite, après voir fait l'opération, de prouver que le malade jouit de la lumière. A combien de regrets ne s'exposent-ils pas par une semblable conduite? Et combien le patient ne paie-t-il pas chérement par la suite ce plaisir anticipé?

Aussitôt après l'opération je fais panser l'œil, et je le recouvre pendant tout le tems que dure l'ophthalmie secondaire; il n'est plus découvert que pour être humecté de mon collyre: et jamais l'expérience n'a démenti mon procédé.

Lorsque j'ai trouvé des malades qui percevaient quelques rayons de lumière par le pourtour du cristallin, comme un grand nombre de cataractes, et qui, craignant de perdre ce léger sentiment de la lumière, ne voulaient pas courir les chances d'une opération incertaine, j'ai entretenu et quelquefois bonifié cette disposition par des applications périodiques de mon médicament.

J'ai souvent eu la satisfaction, dans des cas de cataractes capsulaires, où le cristallin était dans son état naturel, ce qui n'avait pas été jugé ainsi par beaucoup d'oculistes , de guérir des malades en très-peu de jours , en détruisant l'opacité de la membrane cristalloïde et de la portion de cornée correspondans, comme je détruis les taies et les tâches légères. Et n'aurait-on que ce seul avantage de l'application de mon médicament dans les cataractes, où il y a si souvent difficulté de savoir si le défaut de vision tient entièrement à l'opacité de la membrane ou à celle du cristallin, je croirais avoir rendu un grand service à l'humanité de l'avoir proposé.

J'ai un grand nombre de faits confirmatifs de ma doctrine, qu'il serait trop long d'examiner. Les deux qui suivent prouveront péremptoirement la vérité de mes observations.

PREMIÈRE OBSERVATION.

Une vieille femme , âgée de 108 ans, demeurant à Londres , était depuis plusieurs années privée de la vue par une large taie qui couvrait la pupille et en entier la membrane cristalloïde ; en sorte que, depuis beaucoup d'années elle ne voyait plus , et s'était refusée à subir aucune opération chirurgicale.

Invité par plusieurs personnes respectables à faire l'essai de mon médicament sur les yeux

7

de cette vieille femme, je m'y déterminai, quoique cela me parût un tour de force, et que je
craignisse que l'état de faiblesse où elle était,
ne favorisât pas la réaction nécessaire à sa
guérison.

L'application fut faite pendant trente-un
jours, et au bout de ce temps, à la surprise
générale, cette femme a parfaitement recouvré
la vue. Le portrait de cette bonne vieille femme
fut exposé dans la bourse de Londres, où
allèrent en foule le voir ceux qui ne pouvaient
visiter la malade chez elle.

Le bruit de cette cure m'attira beaucoup de
vieillards qui desiraient recouvrer la vue, et
sur un très-grand nombre, environ le quart
furent guéris d'affections diverses, mais toutes
jusques-là réputées incurables.

SECONDE OBSERVATION.

Madame la baronne N....... avait totalement
perdu la vue par une double cataracte, et l'extrême mobilité de ses yeux ; son état nerveux
et la situation du cristallin qui était *branlant*,
avait fait craindre pour l'opération. Quinze
jours de l'application de mon remède, avant
l'opération, et huit jours ensuite ont suffi pour
en préparer la guérison.

TROISIÈME OBSERVATION.

Une personne âgée de 41 ans était porteur, depuis sept ans, d'une cataracte commençante, ou, pour mieux dire, avait sous la capsule cristalloïde, une légère opacité de l'humeur, qui interdisait l'emploi de tout moyen, et ne laissait au malade que l'espoir d'avoir un jour une cataracte qu'on pourrait opérer.

Consulté par ce malade, je n'ai vu, dans cet état du cristallin, qu'une faiblesse et un relâchement des ligamens de l'œil, qui tenait l'iris dans un état de flaccidité. Plusieurs exemples de cas semblables me décidèrent à appliquer mon médicament qui, au bout de peu de jours, dissipa l'état nébuleux et rendit la vue au malade, qui l'aurait infailliblement perdue, s'il lui fût survenu accidentellement une ophthalmie.

CHAPITRE V.

Cécité Glaucomatique.

La cause immédiate de l'hydropisie de l'œil, est tantôt l'accroissement de l'humeur vîtrée, tantôt celui de l'humeur aqueuse. Dans tous les cas d'hydrophthalmie, on trouve constamment l'humeur vîtrée plus ou moins désorganisée, fluidifiée et réduite en eau. On ne peut distinguer laquelle des deux humeurs, vîtrée ou aqueuse, a le plus de part dans la formation de la maladie, par l'accroissement de sa quantité.

Au début de la maladie, il y a apparence de nuage, occupant toute la prunelle, couleur verdâtre, qui, en vieillissant, devient blanchâtre; dilatation considérable de la pupille, sans aucune espèce de mouvement.

L'accroissement dans la secrétion du fluide aqueux tant au-dedans des cellules qui composent le corps vîtré, qu'au-dehors avec rupture par excés de distension ; l'affaiblissement réuni dans l'action du systême absorbant de l'œil

affecté, sont, selon les plus grandes probabilités, et comme dans toutes les hydropisies,
les causes de la stagnation, de l'accumulation
morbifique des humeurs dans le globe de l'œil.
De cette stagnation, de cet accroissement successif de l'humeur vîtrée et de l'aqueuse, il
s'ensuit nécessairement que le globe de l'œil
prend d'abord une figure ovale, terminée en
pointe dans la cornée; puis en se dévelop-
pant dans toutes ses dimensions, qu'il parvient
à un volume plus grand que celui de son semblable; enfin, qu'il sort de l'orbite au point
de ne pouvoir plus être recouvert par les paupières, en défigurant la face du malade de la
même manière que si, au lieu de son œil naturel, on lui eut placé celui d'un bœuf.

Cette maladie est tantôt le produit de se-
cousses sur l'œil ou sur la tempe qui lui
correspond ; tantôt elle est la suite d'une
ophthalmie interne. Quelquefois elle ne cause
d'autre incommodité qu'un sentiment désa-
gréable de grosseur, de distension dans l'orbite, une difficulté dans les mouvemens de
l'organe, et un affaissement notable de la vue;
d'autres fois enfin, elle n'est l'effet d'aucune de
ces causes, ou de toute autre quelconque assez
manifeste, particulièrement si ce mal survient
à des enfans d'un très-bas âge, et dont on ne

peut recevoir aucun renseignement. L'œil n'a pas plutôt pris la figure ovale, et la chambre antérieure n'a pas plutôt pris une capacité extraordinaire, que l'iris paraît placée plus en arrière que de coutume, et singulièrement tremblante au plus petit mouvement du globe de l'œil. La pupille reste dilatée dans tous les degrés de lumière, et le cristallin est ou brun dès le principe de la maladie, ou il ne s'obscurcit que lorsque l'affection est parvenue au plus haut période. Le mal devient alors stationnaire; le cristallin n'est point profondément opaque; le malade distingue le jour des ténèbres, un peu encore le contour des corps, et les couleurs les plus vives. Mais l'œil prend-il plus de volume? tout le cristallin s'offusque-t-il? La rétine finit par être comme paralysée par l'excès de distension, et parconséquent n'est plus sensible à ce peu de rayons lumineux qui pénètrent jusqu'au fond de l'œil en parcourant les côtés du cristallin.

Dans la dernière période de cette maladie, lorsque le globe de l'œil hydropique proémine hors de l'orbite, jusqu'à ne plus permettre aux paupières de le recouvrir, aux incommodités dont nous avons parlé se joignent celles qui dérivent de l'aridité du bulbe du contact des corps étrangers, du frottement des cils, de la chassie, du larmoiement, de l'ulcération de la paupière inférieure sur laquelle le bulbe appuie, et de l'excoriation de ce bulbe même. C'est pour ces raisons que peu-à-peu l'œil hydropique est pris de violentes ophthalmies avec des douleurs acerbes de la partie affectée et de toute la tête. L'ulcération également ne reste pas toujours dans certaines limites ; elle fait des progrès, offusque d'abord la cornée, puis ronge la sclérotique ; elle détruit insensiblement les autres parties qui composent le globe de l'œil.

On peut, au début de cette maladie, faire usage à l'intérieur de doux minoratifs et de l'extrait de ciguë ; c'est aussi le seul période où mon médicament soit applicable ; plus tard il aurait le sort commun de tous les topiques, il nuirait beaucoup ; mais si on l'appliquait, pour ainsi dire, au début il pourrait être utile.

Je ne dis rien de la compression de l'œil, que quelques praticiens ont conseillée : il n'y a rien au-dessus d'une semblable méthode ; les narcotiques seuls sont à employer dans ces cas, jusqu'à ce que la dilatation du globe permette de l'ouvrir : ce qui est du ressort de la chirurgie.

CHAPITRE VI.

Cecité Amaurosique.

LA diminution ou la perte totale de la vue, par suite d'une altération plus ou moins profonde, ou d'une abolition complète de la sensibilité des nerfs optiques et de la rétine, ou des plexus ciliaires, est ce qui constitue l'amaurose, connue vulgairement sous le nom de *goutte sereine*.

Les signes extérieurs de cette maladie sont, en général, peu sensibles, l'œil affecté conservant une intégrité apparente; cependant un examen un peu attentif fait appercevoir, le plus souvent, une immobilité complète de la pupille, et une sorte de rétraction de l'anneau de l'iris.

L'invasion de l'amaurose est quelquefois subite; souvent elle est annoncée ou précédée par des douleurs de tête, des vertiges, de l'assoupissement, des tintemens d'oreille, par diverses illusions d'optique, par l'amblyopie, la berlue, l'héméralopie, etc.

Les auteurs ont distingué les amauroses en

parfaites et imparfaites. *Scarpa* (Traité pratique des maladies des yeux) a de plus divisé les amauroses en invétérées et récentes, en continues et périodiques. Le docteur *Hoarau* s'élève contre les divisions admises, et particulièrement contre la division proposée par Scarpa ; il blâme le célèbre professeur italien de n'avoir fait attention qu'à l'intensité de la maladie, ou au temps de sa durée, et d'avoir trop négligé l'examen des causes. C'est sur cette base, dit-il, qu'il est le plus intéressant de fonder ses divisions, parce que les causes mettent une différence réelle dans la nature de la maladie, qu'elles en introduisent sûrement dans le pronostic, et surtout parce que le traitement doit varier suivant l'espèce de cause.

Admettant en partie les idées du docteur Hoarau, nous diviserons les amauroses ainsi qu'il suit :

1°. Amauroses idiopathiques par pléthore ou par faiblesse locales, par lésions organiques des nerfs de l'œil ou des parties qui en sont voisines et contiguës ;

2°. Amauroses sympathiques par pléthore ou par faiblesse générales, par lésion des fonctions d'un organe ou d'un vicère, par lésion de la sensibilité générale ;

3°. Amauroses métastatiques.

Ces trois espèces sont autant de chefs sous lesquels nous rangerons les principales causes occasionnelles. L'amaurose idiopathique sera produite par toutes les causes susceptibles de produire une irritation sur le globe de l'œil, et par conséquent d'y appeler une pléthore sanguine : tels sont les coups portés directement sur le globe de l'œil, une ophthalmie intense, une lecture assidue de livres écrits ou imprimés en caractères très-petits et serrés, l'aspect continuel du sable blanc dont la terre est couverte dans quelques régions, l'aspect de la neige pendant une longue route, les observations microscopiques, les lectures à un jour trop sombre ou au clair de lune, les coups portés sur la tête, etc. Outre ces causes, que le praticien peut saisir ou reconnaître, l'anatomie pathologique en a fait appercevoir plusieurs qui, pendant la vie du malade, doivent rester parfaitement ignorées : telles sont des exostoses dans les fosses orbitaires, l'ossification des artères ophthalmiques, l'atrophie des nerfs optiques, une dégénération quelconque de ces mêmes nerfs ou de la substance cérébrale d'où ils tirent leur origine, etc.

L'amaurose sympathique aura pour cause la suppression d'une hémorragie, une gêne notable, sensible dans la circulation, des excès dans les plaisirs vénériens, la masturbation, une maladie chronique et très-prolongée, une convalescence longue après une maladie aiguë très - intense, et principalement une fièvre ataxique, de longs chagrins, un état gastrique, la présence des vers dans les intestins, des accès d'épilepsie, d'hystérie ou d'hypocondrie, etc.

La rétrocession de la goutte, la suppression d'un écoulement habituel, d'un flux leucorrhoïque ou gonorrhoïque, ou d'une phlegmasie cutanée, la rétrocession de la gale, des dartres, de la teigne, etc., produiront l'amaurose métastatique.

L'espèce, l'ancienneté, les complications, l'âge, etc., sont autant de circonstances auxquelles on doit avoir égard dans le pronostic de l'amaurose. On peut dire, en général, que cette maladie est d'autant moins fâcheuse qu'elle est plus récente, moins complète, que son invasion a été plus prompte, que le sujet qui en est affecté est moins avancé en âge. Les amauroses dépendantes d'affections gastriques, sont les plus faciles à guérir, ainsi que les amauroses métastatiques; c'est aussi sur celles de ce genre que mon médicament réussit le mieux : celles qui surviennent à la suite, ou immédiatement après un accès d'une maladie convulsive quelconque, laissent aussi un espoir de guérison très-fondé. Outre les pronostics que nous venons de déduire de l'examen des causes, et de quelques conditions individuelles ou propres au malade, *Scarpa* propose d'en tirer un nouveau de l'examen même de l'organe affecté, et de la considération de quelques symptômes concomittans. Cet auteur regarde comme incurables les amauroses dans lesquelles la pupille, ayant perdu sa forme circulaire, est immobile sans être très-dilatée, ou dilatée au point de simuler l'absence de l'iris dont le bord est inégal et frangé; celles dans lesquelles le fond de l'œil, indépendamment de l'opacité du cristallin, offre une pâleur insolite; celles enfin qui sont accompagnées de douleurs de tête; d'un sentiment constant de tension dans tout le globe de l'œil, etc.

Remontant vers les causes qui ont pu déterminer ou produire l'amaurose, on sera bientôt en état de choisir le mode de traitement convenable. Les saignées locales ou générales, les boissons délayantes, les pédiluves, le repos, etc., seront les moyens employés pour combattre l'amaurose par pléthore.

Les médecins qui, jusqu'à présent, se sont occupés de l'amaurose et de l'héméralopie, ont conseillé successivement les saignées, les pédiluves irritans, l'application de sang-sues à l'anus ou aux tempes, les boissons acidules, selon qu'ils ont cru que l'affection reconnaît telle ou telle cause sympatique ; mais rarement l'effet a répondu à leur attente, et l'amaurosis est demeuré incurable. Je ne parle point des moyens proposés par d'autres, tels que le moxa sur les tempes, l'application du feu sur la tête, les douches froides, etc., etc., parce qu'elles tiennent de la barbarie, et qu'il me semble que dans des cas douteux on devrait être plus avare de la douleur d'autrui.

Je n'ai point la prétention de croire que mon remède guérisse toujours, et dans tous les cas je serais trop heureux si j'avais un moyen assuré de guérir de l'amaurosis. Combien d'heureux je m'empresserais de faire ! mais je crois pouvoir avancer que lorsque l'amaurose est imparfaite ou récente, il est certain que mon médicament, combiné sagement avec d'autres moyens indiqués par l'art, peut fortifier la rétine, dissiper ou retarder la diathèse amaurosique, et conserver la vue au malade, soit que les pupilles aient ou non conservé une partie de leurs facultés contractiles.

Celles qui sont formées tout-à-coup ou qui sont le résultat de violens chagrins, de plénitude excessive, qui ne sont pas accompagnées de douleurs ; celles-là ne sont pas sans espoir de guérison. Il en est de même de celles qui sont périodiques, telles que l'héméralopie, la nyctalopie, l'éblouissement.

Mais j'engage bien les praticiens à observer que, la plupart du temps, cette maladie a son siége dans le systême gastrique, et que par conséquent si l'on ne compte pas entièrement sur les évacuans pour le succès de la guérison, on ne doit pas non plus les négliger entièrement comme moyens préparatoires.

Les observations ci-après vérifieront tout ce que je viens d'avancer :

PREMIÈRE OBSERVATION.

Une dame, âgée d'environ quarante-deux ans, replète et d'un tempérament sanguin, qui avait la vue habituellement faible, se leva un jour ayant perdu la vue ; la pupille était modérément dilatée et conservait de la régularité dans son disque, derrière lequel le fond de l'œil paraissait d'un noir assez foncé ; ces symptômes me laissèrent l'espoir de la guérir. Je voulus m'assurer de l'effet de mon médicament que j'appliquai incontinent sur l'œil ; six heures après, la contraction de la pupille et son resserrement s'étaient considérablement développés, et la malade appercevait un peu ; je lui prescrivis de suite un purgatif salin avec un lavement irritant, et le lendemain elle vit parfaitement. Peut-on douter que, dans cet exemple, la cure ne soit due à l'action de mon médicament? ou enfin si l'on a l'idée que les évacuans seuls l'eussent produite, n'est-il pas néanmoins bien certain que le collyre avait eu un commencement d'exécution?

DEUXIÈME OBSERVATION.

Une personne bilieuse et nerveuse à la fois perdit la vue subitement, à l'âge de vingt-sept ans par une amaurose imparfaite; divers moyens avaient été infructueusement employés, entre autres les fumigations de muriate d'ammoniaque qui réussissent cependant dans beaucoup de cas : l'usage continué pendant sept semaines de mon médicament l'a entièrement guérie.

TROISIÈME OBSERVATION.

Un homme sujet à un amaurosis périodique dont on l'avait guéri plusieurs fois à l'aide des moyens vulgairement employés pour cela, combinés avec de fortes doses de kinkina, eut un nouvel amaurosis qui résista à tous les moyens qui avaient précédemment réussi. Il fut guéri par l'application de mon remède, durant l'usage duquel je fis donner au malade, pour boisson ordinaire, une dissolution fort étendue de tartre antimonié de potasse.

CHAPITRE VII.

Cécité Accidentelle.

J'ai dû, pour mettre de l'ordre et de la pré-
cision dans la classification que j'ai faite des
maladies de l'œil, faire un chapitre séparé des
cécités accidentelles; mais c'est justement aussi
le très-grand nombre et la grande variété de
ces cécités qui me dispenseront d'en donner
aucun détail.

Mais je dois déclarer sincèrement ici que
dans beaucoup de ces sortes de cécités, j'ai
eu assez de succès avec mon médicament, ex-
cepté dans les cas où il y a eu désorganisation complète et fonte de l'organe.

CONCLUSION.

Après avoir tant parlé du bon effet de mon
remède pour les maladies des yeux, ce serait
peut-être m'exposer aux reproches de vouloir faire un remède à tous maux, de dire
qu'il a guéri plusieurs maladies de l'oreille:
c'est cependant une vérité, qu'il serait bien

facile de démontrer par des faits, s'il n'y en avait déjà peut-être un trop grand nombre rapportés.

Je n'ai eu en vue dans cette Notice que les maladies les plus graves de l'œil, et j'ai pensé, que constatant l'efficacité de mon remède dans ces cas-là, on ne la lui disputerait pas pour des maladies plus faciles, pour parler le langage des médecins. Il est d'une application si générale, même dans les maladies les plus simples de l'œil, qu'en Angleterre où il est très-connu il est devenu un *remède domestique*; que presque toutes les personnes habitant la campagne le possèdent chez elles.

J'ai reçu une foule de témoignages très-authentiques de personnes respectables tant en Angleterre qu'en France, qui toutes m'ont autorisé à en faire usage; je vais donc céder à leurs instances en transcrivant quelques-unes de ces lettres, non point dans l'intention de donner par cela du crédit à mon remède, et d'augmenter sa réputation : je n'use point de semblables moyens, dont je peux facilement me passer; mais j'ai cru devoir ce témoignage public de reconnaissance à ceux qui, les premiers, m'en ont donné d'aussi éclatantes preuves, et je saisis avec empressement cette occasion de m'acquitter.

Observations sur le remède et mode de traite-
ment, precédées d'un apperçu sur les objec-
tions auxquelles il pourrait donner lieu.

Première Objection. « Comment est-il pos-
» sible qu'une composition quelconque, quel-
» qu'excellente qu'elle puisse être, guérisse
» toutes les diverses maladies des yeux et des
» paupières, quand on pense que l'âge et le
» tempérament des malades sont aussi variés
» que la nature des maux auxquels ils sont
» sujets?

Réponse. L'Auteur ne considère pas son
remède comme infaillible, et ne l'a jamais
recommandé comme tel. Il est même très-rare
qu'il en fasse l'application sans prescrire en
même-temps au malade un régime conforme
et approprié à son âge, à sa constitution, et
aux causes déterminantes de la maladie.

Deuxième Objection. « Quelle excuse auriez-
» vous à donner dans le cas où l'application
» de votre remède manquerait son effet, et
» pourquoi recevez-vous des malades que vous
» n'avez pas la certitude de guérir ?

Réponse. Comme la plupart des maladies
qui affligent l'espèce humaine, et principalement celles des yeux, dérivent de principes

qui échappent à toutes les recherches, l'Auteur croit devoir recommander aux malades de ne point se laisser affecter, de conserver au contraire de l'enjouement et de l'espoir; mais, dans aucun cas, il ne s'avance au point de promettre leur guérison ; parce qu'il y en a de tellement graves (la destruction du nerf optique, par exemple), où il est impossible de faire aucun bien, ainsi que la cataracte complète, qui exige une opération chirurgicale. Ce sera néanmoins l'occasion de dire ici que, dans les cas où il n'y a qu'un faible commencement de cataracte, et même dans celui de la paralysie du nerf, son remède s'est trouvé très-efficace, même contre l'attente de plusieurs oculistes célèbres, comme on peut le voir dans le petit nombre de faits contenus dans un chapitre intitulé : *Multum in Parvo.* Conséquemment, il éprouve beaucoup plus de satisfaction, quand un malade se trouve guéri d'une maladie, sur l'issue de laquelle on ne lui avait donné aucune espèce d'encouragement.

Troisième Objection. « Avez-vous la cer-
» titude que votre remède, ayant été employé
» sans succès pendant quatre à cinq mois,
» s'il n'a pas fait de bien, n'a pas fait de
» mal ? »

Réponse. L'Auteur a le bonheur de pouvoir affirmer que, depuis plus de 15 ans qu'il exerce la profession d'oculiste, quoique le nombre de ses malades ait été considérable ; qu'il en ait eus de tout âge et de tempéramens bien divers, il n'en a jamais vu un seul se plaindre des mauvais effets de son médicament. Bien plus, confiant dans sa bénignité, et pour lui donner toute la publicité qu'il méritait, il se détermina, en 1808, à demander l'assistance d'ecclésiastiques, et il fit connaître qu'il était près de recevoir plusieurs ministres et d'autres personnes respectables, et de leur fournir son remède, afin que les pauvres puissent avoir l'avantage de recevoir des soulagemens *gratis*. Cet offre fut accepté avec avidité, et il avait eu environ cinq cents adjoints qui consacraient leur temps, tous les jours, à administrer ses remèdes sur les yeux des indigens ; ils le firent avec plaisir et infiniment de succès. Ce plan fut continué jusqu'à l'année 1813, comme on pourra le voir par plusieurs titres attachés à cet ouvrage, qui ont été particulièrement publiés pour soulager l'humanité.

Extrait d'une Lettre de Son Excellence. . . . .
. . . . . .après avoir été guérie à Paris, en date du
9 août 1814.

MONSIEUR,

Pendant la violente attaque d'ophthalmie dont j'ai souf-
fert peu après votre arrivée à Paris, j'ai éprouvé tant de
bien de l'usage de votre remède, que j'adhère volontiers à
votre prière, en vous donnant ce témoignage authentique
de ma confiance dans l'efficacité de votre médicament.

Sincèrement votre, etc.

A M. John WILLIAMS, Oculiste.

Extrait d'une Lettre du Révérend Docteur Burney,
qui avait fait usage du remède de l'auteur, à la
prière de S. A. R. la Princesse de Galles, en date
de Greenwich, 18 novembre 1808.

« Le docteur Charles Burney est bien aise que M. Williams se soit décidé à ouvrir un dispensaire à Londres ; car,
d'après le bien que j'ai éprouvé par l'usage de son remède,
je n'ai pas de doute qu'il en procurera à beaucoup d'autres. »

A M. WILLIAMS, Oculiste de Londres.

Extrait d'une Lettre d'une dame de Youghall, en
Irlande, relatant, entre autres cures, celle d'une
femme privée de l'usage d'un œil pendant soixante
ans, datée du 25 octobre 1813.

MONSIEUR,

Je vous apprends, avec bien du plaisir, que presque
toutes les personnes qui ont fait usage de votre remède,
dans cette ville, sont beaucoup mieux, et particulièrement

Mme. O'Connor, qui a recouvré l'usage d'un œil dont elle avait été privée pendant soixante ans ; elle ne cesse de vous bénir, vous et les vôtres.—Toute ma famille se joint à moi pour vous présenter nos respectueux complimens.

Votre dévouée,

Éliza PATERSON.

A. M. Williams, Oculiste de Londres.

Copie d'une lettre de M. Verneuil, demeurant Place du Palais-Royal, n°. 237, en date du 1er. Septembre, 1814.

MONSIEUR,

Je ne sais comment vous exprimer ma reconnaissance pour les soins généreux que vous avez donnés à ma nièce, qui, lorsque je vous la présentai, était affligée d'un mal d'yeux qui ne l'avait pas quittée depuis l'âge de cinq ans. L'effet surprenant de votre remède, a été au-delà des espérances que vous nous aviez données ; car ma nièce supporte aujourd'hui le grand jour, et se livre à toutes les occupations de son sexe, chose qu'elle n'avait pu faire depuis longtemps. Veuillez donc en agréer, Monsieur, mes remerciemens sincères, et croire à la parfaite considération,

Monsieur,

Votre très-humble et très-obéissant

serviteur.

VERNEUIL.

Copie d'une lettre de M. Villot, demeurant rue Saint-Martin, n°. 253, en date du 1er. Septembre, 1814.

MONSIEUR,

Je viens d'apprendre par ma fille avec une peine que je ne puis vous exprimer, votre futur départ pour Londres. Combien de personnes affligées de la vue, vont être privées des soins généreux que vous leur prodiguez avec ce désintéressement qui caractérise l'homme de bien. Il doit être bien flatteur pour vous, Monsieur, d'apprendre chaque jour que des infortunés adressent des vœux au ciel pour la prospérité d'une personne envers laquelle ils sont redevables du plus précieux des biens.

Ma fille et moi joindrons les nôtres à ce concert d'actions de grâces ; ils partiront d'un cœur pénétré de vénération, de gratitude et de tous les sentimens avec lesquels nous sommes,

Monsieur,

Vos très-humbles et très-obéissants
serviteurs.

VILLOT,

Père et fille.

Copie d'une lettre adressée à M. Williams, oculiste, par M. et Madame Mast, parens d'un enfant auquel il avait donné ses soins.

Paris, le 8 juillet 1814.

« M. et Madame Mast ont l'honneur de présenter leurs remercîmens à M. Williams, oculiste, pour le traitement et les soins qu'il a donnés à leur demoiselle, âgée de dix ans, dont la vue était tellement affectée des suites de la petite-vérole, qu'elle ne laissait aucun espoir de guérison. Ils se plaisent à certifier que par l'étonnante efficacité des remèdes de M. Williams, la vue de leur enfant s'est sensiblement améliorée, ce qui ne leur laisse aucun doute sur la guérison complète et radicale de leur petite.

« Ils désirent que M. Williams regarde cette lettre comme l'expression de leur reconnaissance, en même tems qu'ils le supplient de vouloir bien agréer leurs salutations respectueuses. »

Suivent les signatures de M. et Madame Mast, demeurant rue Verdelet, n°. 4, près Saint-Eustache.

Copie d'une Lettre de M. Louis Meunier, tenant la Maison de Commerce de Vins, rue des Saints-Pères, n°. 22, faubourg Saint-Germain, en date du 9 septembre 1814.

MONSIEUR,

Je m'empresse de vous communiquer que je suis très-satisfait du traitement que vous avez la bonté de faire à mon fils, âgé de treize ans, qui, depuis long-temps, avait un mal d'yeux dont il ne pouvait guérir. Le succès que vous avez obtenu dans si peu de temps me donne l'espoir d'une cure complète dans quelques jours : ce que je n'ai jamais pu obtenir, malgré les diverses consultations et ordonnances que m'ont données les gens de votre art les plus expérimentés.

Recevez, Monsieur, cette lettre en témoignage de ma sincère reconnaissance et mon admiration pour votre talent, si utile à l'humanité.

J'ai l'honneur d'être, avec les sentimens de la plus haute considération,

Monsieur,

Votre très-humble et très-obéissant serviteur.

MEUNIER.

A M. WILLIAMS, oculiste.

Extrait d'une Lettre d'un jeune Gentilhomme, fils de Son Excellence . . . . . ., ambassadeur près la Cour de France, au sujet du refus que l'auteur avait fait d'une somme d'argent offerte pour le prix de la guérison.

MONSIEUR,

J'ai été aussi affligé que surpris de ce que vous ayez refusé l'argent que je vous envoyai hier de si bon cœur. Vos

engagemens se trouvent remplis du moment que mon œil
est aussi bien qu'il peut être : je vous prie donc d'accepter
cette somme (que je vous retourne par un mes gens) si
non comme salaire, au moins comme un tribut de gratitude offert à vos talens.

Mon départ, étant très-prochain, me privera du plaisir
de vous faire ma visite ; j'espère que vous regarderez
comme votre ami,

Votre très-humble, etc.

A M. WILLIAMS, oculiste,
rue de Provence, n°. 56.

*Copie d'une Lettre de M. François Klein, demeu-
rant rue du Faubourg Poissonnière, n°. 53, en
date du 1ᵉʳ septembre 1814.*

MONSIEUR,

Nous voyons de jour en jour les heureux effets des soins
que vous avez la bonté de prodiguer à notre petite-fille
Antoinette Klein, à l'effet de lui faire recouvrer, s'il est
possible, la vue, qu'elle a perdue quelques jours après sa
naissance. Nous sommes pénétrés de la plus vive reconnaissance pour un tel bienfait, et nous vous prions de
vouloir bien en agréer la faible expression : toute sa famille
se joint à nous pour prier Dieu qu'il vous bénisse, et pour
la prospérité de toutes les personnes qui vous sont chères.

Le souvenir de ce que vous avez fait pour nous, en
vous intéressant à notre enfant, ne s'effacera jamais de
notre mémoire.

Veuillez nous croire, avec ces sentimens,

Vos très-humbles et très-obéissans

serviteurs.

FRANÇOIS KLEIN et sa Femme.

Copie d'une Lettre de M. Charles Michell, graveur et jouaillier, relatant sa guérison, celle de ses père et mère, par l'usage du remède de l'auteur, en 1809, en date de Brighton, le 24 Mai 1814.

MONSIEUR,

Je ne puis me réfuser au plaisir de vous exprimer ma gratitude pour le service essentiel que vous avez rendu à ma famille et à moi, il y a cinq ans. Une violente inflammation nous avait rendus presque aveugles ; on nous conseilla d'aller vous trouver à Londres, et grâce à Dieu et à votre précieux médicament, nous recouvrâmes la vue. Daignez agréer, pour un tel bienfait, les bénédictions de mes parens et la reconnaissance de leur fils.

CHARLES MICHELL.

A M. WILLIAMS, oculiste, à Londres.

Nº. 6, Poplar, place Brighton-Kent.

Paris, le 7 juillet 1814.

« Je certifie que Françoise Nicole, âgée de trente-huit ans et à mon service depuis dix ans, reçoit depuis huit jours environ les soins *gratis* de M. Williams pour un mal d'yeux qui la chagrine depuis environ deux ans, et qu'aucun traitement, jusqu'à ce jour, n'avait pu adoucir ; que les soins de ce docteur ont tellement changé l'état de la malade, que sous huit jours au plus elle sera parfaitement guérie.

» En rendant hommage et à la vérité et aux talens de M. Williams, je dois encore à ce docteur les remercîmens les plus illimités.

« J. BRONGNIART, rue Saint-Honoré, nº. 382. »

Note du Rédacteur des Petites Affiches, ou Journal général de France, du 25 juin 1814, sur l'article de Paris.

M. WILLIAMS, par humanité, a très-souvent donné ses soins à des personnes dont l'ouïe, ainsi que la vue, étaient affectés. Une dame, nommée Hewit, qui avait été guérie de maux d'yeux, (et qui a permis à M. Williams, de faire usage de son nom), lui représenta que sa mère, âgée de plus de soixante ans, avait perdu entièrement l'usage d'une oreille. Au mois d'août dernier, elle fut mise sous les soins de M. Williams, qui lui envoya des remèdes à injecter dans l'oreille, soir et matin. Le résultat en est annoncé dans la lettre suivante, datée du 24 novembre 1813, et portant que ces deux oreilles sont parfaitement rétablies.

M ONSIEUR,

" Permettez-moi de vous faire mes très-sincères remercîmens pour le bien que m'a fait votre remède pour la surdité, qui a surpassé mes plus grandes espérances. L'aise que j'éprouve actuellement me fait désirer de rendre cette cure publique, afin que les personnes qui se trouvent dans le même cas, sachent où s'adresser pour être soulagées. J'avais entièrement perdu l'usage d'une oreille pendant un temps considérable, et j'éprouvais aussi une sensation très-désagréable dans la tête, qui me rendait stupéfaite. C'est avec un vrai plaisir que je déclare que, quoique j'aie plus de soixante ans, j'ai l'ouïe très-fine, ce qui ne serait pas, j'en suis persuadée, si je n'avais pas eu recours à votre excellente composition. Le désir d'être utile aux affligés me force à dire que je serai toujours charmée de répondre aux questions qui me seront faites à ce sujet, soit personnellement ou par lettre (port franc).

Je suis votre très-humble et très-obéissante
Servante.

Signé C. WALKER.

Lowhill, Liverpool, le 14 novembre, 1813,
A. J. Williams, Ec. Oculiste à Londres».

Certificat en faveur du remède pour la surdité, etc.

Monsieur,

« Je suis convaincu que les nombreuses supercheries et déceptions, employées pour duper le public par des hommes malveillans, exposent même les vérités divines au soupçon. C'est pourquoi lorsque vous parlez de cures faites par votre inappréciable remède pour les yeux, et des merveilles opérées par ce remède, le public, souvent trompé par d'autres, et n'ayant pas l'occasion ou la volonté de prendre des informations, est porté à soupçonner qu'il y a de l'exagération tant à l'égard du nombre que des circonstances des cures, et j'ai souvent eu à certifier vos rapports; mais s'il avait vu les centaines de personnes que j'ai vu chez vous, à différentes époques, éprouver le soulagement que j'ai reçu moi-même de votre composition (ayant recouvré la vue de l'œil droit, et grâce à votre générosité, ayant guéri moi-même d'autres personnes), il n'entretiendrait plus de soupçons. Je crois vous devoir aussi et au public de faire mention du soulagement que ma fille a reçu de votre remède pour les oreilles. Elle était sourde dès l'enfance. Il y a environ dix ans, j'allai avec elle chez feu M. Maule, célèbre chirurgien de Pall-Mall, qui, après l'avoir examinée, déclara qu'il ne pouvait lui procurer aucune assistance,

qu'il fallait attendre un changement de circonstances et
l'effet du temps : ce que nous fîmes, mais sans succès.
Lorsqu'elle eut atteint l'âge de seize à dix-sept ans, ap-
prenant que vous aviez un remède pour la surdité, je
m'adressai à vous, et j'ai le plaisir de dire qu'elle a recouvré la jouissance de cette précieuse faculté.

Je suis, etc.

T. BURFORD.

Bureau d'assurance du Comté, Hackney, le 13 février 1814.

A. J. WILLIAMS, Ec. Oculiste, 3°. Red
Lion-Square, Londres. "

C'est avec plaisir que nous copions, pour l'information
et l'encouragement de notre voisinage et des personnes affligées, la lettre du docteur Boyd, de Colcraine, en reconnaissance d'un grand nombre de personnes qui ont été
très-soulagées de leurs maux d'yeux par M. Williams,
durant le court séjour qu'il fit parmi nous.

Colcraine, le 4 décembre 1813.

" MONSIEUR,

" Aujourd'hui une pauvre femme a passé chez moi
pour me prier de vous exprimer ses remercîmens du bénéfice considérable qu'elle a eu de vos médicamens, m'ayant
déclaré qu'elle était aveugle depuis plus de quatorze ans,
et maintenant elle a entièrement recouvré la vue. J'ai
promis également de vous dire que l'enfant de M. Dunlop',
de cette ville, a été affligé plusieurs mois d'une maladie
sévère d'yeux, mais qui a été abattue considérablement
en faisant usage de vos prescriptions.

" J'ai l'honneur d'être,

Monsieur,

Votre obéissant serviteur.

JOHN BOYD.

A M. WILLIAMS, oculiste, à Londres. "

*Extrait d'une seconde Lettre du même, concernant
la cure de M. Adam Hunter, écuyer et magistrat
du comté d'Antrim, qui a fait usage des médicamens prescrits par M. Williams.*

" MONSIEUR,

" Je suis charmé de vous apprendre que M. Hunter est
beaucoup mieux ; il était en état de lire une lettre samedi
passé, sans lunette ; ce qu'il n'avait pu faire depuis plus
de deux ans. Je vous souhaite toujours beaucoup de succès.

JOHN BOYD.

" P. S. M. Hunter et le reste de vos patiens seraient
flattés d'avoir encore un surplus de vos médicamens. "

*Copie d'une Lettre d'un Gentilhomme américain,
guéri dans l'espace de trois jours.*

M. H. a l'honneur de saluer M. le docteur Williams :
il vient d'arriver de la campagne, et il trouve son œil si
bien rétabli après les trois premières applications de son
remède, qu'il n'en a plus besoin pour le moment.

Si M. Williams a l'intention d'établir à Paris un dépôt
de son remède, M. H. le prie de vouloir bien l'en avertir.
Rue Richer.

Ce 20 août 1814.

A M. WILLIAMS, oculiste.

*Copie d'une lettre adressée à M. Williams, par un
médecin célèbre d'Irlande.*

MONSIEUR,

C'est avec plaisir que nous nous trouvons en état de citer
un grand nombre de cas dans lesquels l'application du
remède de M. Williams, oculiste de Londres, a procuré

du soulagement, et particulièrement dans la ville de Clonmel, en Irlande. Beaucoup de personnes ont été portées, par des sentimens d'humanité, à inspirer le mode de traitement suivi par M. Williams, et d'après l'examen des cas et du résultat de ses remèdes, elles ont jugé que sa méthode était aussi sûre que raisonnable. La lettre suivante d'un médecin éminent nous dispense d'en dire davantage à ce sujet : elle a été publiée dans le journal de Clonmel, en Irlande, le 9 octobre 1813.

Le docteur Constable ayant voulu, par curiosité, suivre les cas des maladies d'yeux qui étaient sous les soins de M. Williams, pendant qu'il était à Clonmel, et sa mode de traitement, lui présente ses complimens, et l'informe que, suivant son opinion, plusieurs personnes attaquées de l'ophthalmie et d'autres maux d'yeux invétérés, ont été grandement soulagées par l'usage de sa composition, même pendant le court séjour qu'il a fait en cette ville. Le docteur Constable permet à M. Williams de faire tel usage qu'il lui plaira de cette communication.

Clonmel, le 8 octobre 1813.

A M. WILLIAMS, Oculiste de Londres.

Copie d'une Lettre envoyée à M. Williams, oculiste, en date du 20 août 1814, par M. Yocht.

MONSIEUR,

Je ne sais comment m'exprimer pour tout ce que je vous dois, pour les soins que vous avez bien voulu donner à ma petite. Cet enfant, presque condamné à être aveugle et à qui vous avez rendu la vue aussi promptement, bénira un jour l'auteur d'un bienfait aussi grand et aussi désintéressé. Je vous prie de croire, Monsieur, à mon éternelle reconnaissance.

J'ai l'honneur d'être avec le plus profond respect, Monsieur,

YOCHT, Facteur à la Poste.

Copie d'une lettre adressée à M Williams , oculiste.

Paris , le 4 août 1814.

» Monsieur , vous avez eu la bonté de me traiter gratis pour une inflammation d'yeux, et vous m'avez administré vos remèdes régulièrement deux fois par jour, depuis le 2 juillet jusqu'au 4 août dernier. La position où se trouvaient mes yeux et celle où ils sont actuellement, est considérablement améliorée et méconnaissable par le bien que j'éprouve. La faiblesse de mes moyens ne me permettant pas de récompenser dignement un si important et si généreux service, je prends au moins la liberté, Monsieur, de vous adresser l'hommage de mon éternelle reconnaissance et des sentimens distingués avec lesquels je suis,

Monsieur ,

» Votre très-obligée servante,

» Dlle. Le Brun,

» rue Saint-Lazare. »

Copie d'une Lettre de la Supérieure des filles de la Charité de la paroisse St-Sauveur, quartier Montorgueil, en date du 30 août 1814.

Monsieur,

Après avoir épuisé tous les remèdes possibles pour la guérison de mes yeux, sans pouvoir y parvenir, Dieu m'a inspiré la volonté d'aller vous consulter. Je vous annonce en conséquence, avec la plus grande satisfaction, Monsieur, que le remède que vous m'avez procuré opère un miracle ; car depuis que j'en fais usage, ma vue est entièrement rétablie, et mes paupières vont beaucoup mieux ; recevez-en, Monsieur, mes sincères remercîmens et l'assurance de toute ma reconnaissance.

Reife.

Ce 18 mai 1814.

Copie d'une lettre adressée à monsieur Williams, peu de jours avant son départ pour Paris, par un gentilhomme Français, résidant à Londres, à l'effet d'être publiée en France.

« Monsieur, c'est avec infiniment de reconnaissance que je vous prie de recevoir mes remercîmens sur l'efficacité d'un remède si précieux pour l'humanité, dont l'emploi fait autant d'honneur à votre cœur, qu'il est essentiellement utile. Ma vue est infiniment plus claire, et je ne doute pas qu'en le continuant, je ne recouvre l'usage de l'œil gauche, qui depuis quarante ans était presqu'éteint par la malignité de la petite-vérole. Je désire que la réputation que vous vous êtes si justement acquise en Angleterre, s'établisse aussi en France, où je vous engage à porter un secret si précieux. Puissent mes compatriotes être les interprètes des sentimens reconnaissans et très-distingués avec lesquels je suis, Monsieur,

» Votre très-humble, etc.

» Le vicomte DE LA VILLENEUVE, n°. 15 ; Mary-Street, Fitzroi-Square ».

Au moment que M. Williams, était sur le point de quitter Londres pour se rendre dans la capitale de la France, il a reçu la Lettre suivante d'une personne dans l'emploi de M. Wirgman, bijoutier, n°. 60, Saint-James, datée du 11 mai 1814.

MONSIEUR,

Je ne puis suffisamment vous exprimer ma reconnaissance du bénéfice que je reçus de vos incomparables médicamens, qui ont accéléré la cure totale de mes yeux, qui ont été malades pendant plus de douze ans, ainsi que mes paupières, par le trop d'application. Ils sont devenus dans un état si alarmant, que c'était avec la plus grande difficulté que je vaquais à mes occupations, surtout depuis l'année dernière.

J'ai pendant le courant de mon affliction, consulté les plus éminens oculistes du royaume, et me suis mis sous leurs traitémens pendant huit mois, sans effets, et je n'ai trouvé le soulagement qu'en devenant votre patient. Recevez-en, Monsieur, mes très-humbles remercîmens, qui sont dictés par gratitude et devoir. J'ai été parfaitement guéri dans l'espace de quelques semaines, et je suis heureux de vous dire que toute espèce de symptômes a disparu, et que ma vue est parfaite. J'en jouis depuis trois ans sans interruption. Je suis flatté que mon employeur, M. Wirgman bijoutier, ait été guéri également.

J'ai l'honneur d'être, Monsieur, votre très-humble et très-obéissant serviteur, JOHN GUNTON.

A M. WILLIAMS, oculiste n°. 8, Red Lion-Square.

La suivante est une réponse de la même personne à M. Williams, qui s'informait de l'état d'une dame, à laquelle il avait fait parvenir son remède par la voie de son domestique.

MONSIEUR,

La personne dont vous vous informez n'est pas en ville dans ce moment; mais j'ai appris, il y a environ quinze jours, que depuis plusieurs mois elle n'avait eu nullement occasion de faire usage de vos remèdes, ce qui est la meilleure preuve des effets salutaires qu'ils ont produits.

Je suis, Monsieur,

Votre très-humble et très-obéissant serviteur,

R. P. CAREW.

À M. WILLIAMS, oculiste, Red-Lion-Square, n° 3, London.

*Copie d'une autre lettre de reconnaissance, adressée
à M. Williams, par M. Fournier.*

Ce 7 août 1814.

MONSIEUR,

Je ne puis que me louer de la manière dont vous avez
traité mon fils ; je vous en ai mille obligations : il était,
pour ainsi dire, aveugle, et maintenant il a recouvré la
vue. Monsieur, ma reconnaissance sera toujours sans
bornes, et si mes moyens ne me permettent pas de vous
récompenser, dumoins mon intention est de vous être
obligé toute ma vie, et de vous reconnaître pour le sauveur
de mon fils.

J'ai l'honneur d'être, etc.

» A FOURNIER,
rue des Martyrs.

*Copie d'une Lettre de remercîmens envoyés à M.
Williams, 18 août 1814, par M. Lefebre.*

MONSIEUR,

Victoire Bondant, âgée de deux ans et deux mois, fille
de Louis Bondant et de Marie Boucher, était aveugle
depuis cinq mois d'une paralysie qui s'était jetée sur ses
yeux, occasionnée par de fortes convulsions de dents. Elle
a été vue par Messieurs les oculistes de Nemours et Régent,
qui ont déclaré que sa maladie était incurable. On lui a
posé un vésicatoire et un séton, qui ont été inutiles. C'est
aux bontés de M. le docteur Williams et à l'efficacité de
ses remèdes qu'il a administrés à cet enfant, qu'elle a eu
le bonheur de recouvrer la vue. Ceci est certifié par M.
Lefevre, rue de Paradis, n° 6, faubourg Saint-Denis, chez
lequel M. et Madame Bondant demeurent en qualité de
portiers.

Signé LEFEBRE.

*Copie d'une Lettre écrite à M. Williams, par M.
R. P. Carew.*

Monsieur,

Parmi la quantité de personnes recommandables qui
ont recouvré la vue, ou ont été guéries de maux d'yeux
par les soins et les remèdes de M. Williams, nous citerons
une dame dont le mal a résisté à toute espèce de traitement, et que plusieurs oculistes et médecins avaient abandonnée. Mais les lettres suivantes du très-honorable Pole
Carew, conseiller privé de Sa Majesté britannique, demeurant à Londres, Portland-place, New-Cavendish-
Street, n°. 7, fourniront une preuve irrécusable de la
supériorité des remèdes et de la méthode du traitement
employés par lui.

Monsieur, après l'expérience que j'ai acquise de l'efficacité de vos remèdes dans ma famille, je vous dois la
justice de dire qu'ils ont produit des effets admirables dans
un cas où les plus célèbres oculistes avaient échoué. Je dois
même ajouter que je n'en eusse pas fait l'épreuve par moi
même, si, à l'appui des témoignages favorables qui m'en
avaient été rendus, je n'en avais entendu dire tout le bien
possible par deux médecins célèbres qui avaient fait leur
principale étude de l'art de guérir les maladies d'yeux.
Suivant eux, l'application de votre remède ne peut être
contraire dans aucun cas, mais bien salutaire dans mille
circonstances, ce dont je suis pleinement convaincu dans
celle-ci.

J'ai l'honneur d'être, Monsieur,

Votre très-humble et très-obéissant serviteur,

Signé R. Pole Carew.

Copie d'une Lettre adressée à M. Williams, par M. Denoyel.

Paris, le 6 juillet 1814.

« Monsieur, que ne vous dois-je pas pour le service que vous m'avez rendu, et de quelle manière pourrai-je vous en exprimer ma vive reconnaissance? Cependant, Monsieur, au milieu de mon bonheur, je ne suis pas heureux; je vous dois trop pour payer la vue que vous m'avez rendue. Rassuré par votre bon cœur et le plaisir que vous avez à obliger, j'espère que la fortune me mettra un jour dans le cas de reconnaître un service aussi signalé.

» Je suis, Monsieur, avec la plus haute considération, votre dévoué serviteur,

» DENOYEL, bijoutier, rue Grenata, n°. 44, à Paris. »

A M. WILLIAMS, oculiste.

Copie d'une Lettre adressée à M. Williams, par M. Morel.

Paris, ce 13 juillet 1814.

« Monsieur le docteur,

» Comment vous exprimer ma vive reconnaissance, pour un bienfait aussi grand que celui que je viens de recevoir de vous, par une heureuse gratuité, de la guérison d'une maladie d'yeux affectés depuis treize ans, qui avait été occasionnée par une piqûre de mouche, de laquelle il est résulté cécité pendant trois ans, et qu'aucun oculiste d'ici n'a pu guérir. Grâce à votre séjour dans ce pays, Monsieur le docteur, j'éprouve ce que je ne pouvais espérer dans un âge avancé de cinquante-huit ans ; toute la force et la clarté sans interruption , mes yeux étant pour ainsi dire aussi bons qu'avant ma maladie , et cela au moment ou ils s'affaiblissent au point de m'en faire craindre la perte totale. Je ne pourrai jamais m'acquitter envers vous qu'en faisant à chaque instant des jours de ma vie, par l'effet de cet avantage, des vœux pour votre prospérité. Ils seront très-ardens , car ils seront faits par un cœur pénétré de reconnaissance.

» Agréez l'hommage du profond respect avec lequel j'ai l'honneur d'être, Monsieur le docteur,

» Votre très-humble et très-obéissant serviteur,
Signé MOREL.»

A M. WILLIAMS , oculiste.

Copie d'une Lettre adressée à M. Williams, par Madame veuve Morlot.

Paris , le 12 juillet 1814.

« Monsieur, Les soins que vous voulez bien donner à ma fille sont si obligeans, et j'ai de si grandes raisons de me féliciter de l'efficacité extraordinaire de vos médicamens, que je crois devoir vous en témoigner toute ma reconnaissance ; et comme elle est, en même tems , le tribut d'un service rendu à l'humanité, celui de votre bienveillante attention pour vos malades, j'ai désiré que le témoignage en fût écrit pour qu'il pût être aussi durable que le sentiment qu'il atteste.

» Je serais trop heureuse, Monsieur, si je pouvais rendre à ceux de mes amis qui seraient dans le cas d'avoir besoin de vos secours, le service de les leur procurer. Cela me ferait goûter tout-à-la-fois le plaisir de les obliger, et celui de vous prouver avec quelque fruit toute la considération dont vous m'avez remplie par votre mérite et votre obligeance.

. » Mademoiselle Colson me charge de vous exprimer aussi sa reconnaissance infinie pour les soins que vous avez eu la bonté de donner à sa mère.

» C'est une nouvelle satisfaction pour moi ; veuillez en être convaincu, ainsi que de tous les sentimens avec lesquels je suis, Monsieur,

> » Votre très-humble et très-obéissante servante,

Signé veuve Morlot, rue Gaillon n°. 13. »

L'auteur a reçu trois lettres du sieur Robert Anderson-Équier, neveu du feu docteur Douglas, Evêque de Salisbury ; la première, en date du 28 juin 1809, *Bedfort-Square* n°. 2 à Londres, fait mention de la guérison parfaite, en trois ou quatre mois de tems, d'un obscurcissement survenu à la suite d'une ophthalmie contractée sous le tropique, après une année de soins inutiles administrés par d'autres oculistes de Londres.

La seconde, en date du 5 février 1810, confirme la première et annonce l'intention où est la personne de retourner aux Indes Orientales, ayant toute la confiance dans le médicament de l'auteur.

La troisième est datée de Madras, 10 septembre 1811, et mentionne l'état satisfaisant de la vue du malade, quoiqu'il travaille beaucoup, chose qu'il ne pouvait pas faire auparavant. Il espère, en continuant l'usage du remède de l'auteur, avoir la vue aussi bonne à 60 ans.

Copie de la troisième lettre de M. Anderson-Equier, datée de Madras, Indes Orientales le 10 Septembre 1810.

Monsieur,

Je suis arrivé ici le 7 juillet, et j'ai le plaisir de vous apprendre que malgré ma constante application au travail,

mes yeux vont toujours bien, grâce à l'usage de votre remède et je ne doute pas qu'il en soit toujours ainsi.

Votre devoué

[Robert-Anderson,

Inspecteur-général à Madras.

A M. Williams, oculiste, A Londres.

*Copie d'une lettre adressée à M. Williams, par M.
et Madame Tyler, et datée du 30, Castle-Street,
Leycester Square, Londres, le 6 Janvier 1814, par
laquelle ils expriment leur reconnaissance pour le
recouvrement de la vue d'un de leurs enfans en
deux ou trois semaines, et la guérison d'un autre
qui avait été six ans sous les soins d'un autre oculiste, sans aucun soulagement, et qui dans l'espace de six mois, a récupéré la vue d'un œil.*

Monsieur,

Nous nous croyons obligés de vous faire nos sincères
remercîmens de la guérison de notre fille, qui avait mal
aux yeux depuis quatre mois, au point que nous craignions
qu'elle ne perdît la vue entièrement ; mais, Dieu soit loué,
sa vue a été parfaitement rétablie en quinze jours. Notre
fils Georges était affligé depuis l'enfance de maux d'yeux,
et il avait été soigné pendant six ans par M. Philips, à
différentes époques : néanmoins, la pellicule augmentait
au lieu de diminuer, et l'enfant était presqu'aveugle. On
nous conseilla, il y environ cinq ans, de le mettre sous
vos soins, et nous avons du plaisir à dire que, dans l'espace
de cinq ou six mois, il a entièrement recouvré la vue d'un
œil, et l'a conservée parfaitement jusqu'à ce jour. La vue
de l'autre était absolument détruite avant qu'il n'eut re-

cours à vous ; néanmoins cet œil même (quoique la vue soit perdue) a une bien meilleure apparence.

Nous sommes, Monsieur, avec une reconnaissance éternelle, vos serviteurs.

Signé ROBERT et Anne TYLER.

A M. WILLIAMS, oculiste, Red-Lyon-Square.

Copie d'une Lettre adressée à M. Williams, par M. Robert Hill.

Un de mes enfans ayant été affligé très-long-tems d'une très-grande inflammation d'yeux, on me conseilla de m'adresser à vous, et de faire usage de votre médecine incomparable ; et je suis heureux de vous apprendre qu'elle a tout-à-fait surpassé mon attente, en ce qu'elle a fait disparaître l'inflammation, et fortifié à son période fixe. Vous avez la permission de ma part de publier cette lettre, ayant l'honneur d'être avec reconnaissance,

Monsieur ,

Votre obligé serviteur,

ROBERT HILL.

Copie d'un témoignage reçu de la part du révérend M. Marsh Chanserey Lane, Ardwick, près de Manchester, en date du samedi au soir, le 24 avril 1813, et copiée de la gazette de Manchester.

M. et madame Clough, résidans de la ville d'Oldhan, père et mère d'un enfant de onze ans, pénétrés de gratitude de la guérison de leur fils Joseph, qui fut aveugle pendant dix ans, aujourd'hui me sollicitent de prier tous les prêtres des différentes congrégations des environs, de rendre grâce à Dieu demain et le dimanche après, de la restauration de la vue de leur fils, occasionnée et effectuée par les médecines de M. Williams appliquées par moi, me les ayant confiées : plus de deux mille personnes ont été guéries, et agissant comme son assistant.

Témoignage de ma signature.

WILLIAMS MARSH.

Copie d'une Lettre envoyée à M. Williams, oculiste, par M. Bifsant, professeur.

MONSIEUR,

Votre humanité ainsi que vos bontés envers les malheureux que vous soignez gratuitement, et dont je suis du nombre, m'engage à vous témoigner ma reconnaissance de l'amélioration de ma vue, qui a fait des progrès rapides depuis que vous eûtes la bonté de me prodiguer vos soins. Agréez-en, Monsieur, ma vive reconnaissance, et soyez persuadé que j'en conserverai le souvenir jusqu'au dernier instant de ma vie.

J'ai l'honneur d'être avec le plus profond respect, Monsieur,

Votre très-humble et très-obligé serviteur, P. BIFSANT, professeur de langue latine, rue Neuve-St.-Sauveur.

Paris, le 12 juillet 1814.

(Copy of a Letter from the Lady of Joseph Flight, Esq. of Lyme
Regis, Dorset, dated June 30, 1810, stating the Cure of
twenty-four persons, one of whom her Husband, aged 74.
Another who had been turden ont of Exeter Eye Infirmary as
Incurable, having Black CATARACT.)

" It is with peculiar pleasure and gratitude I am able to acquaint
you of the *unheard-of success* attending your Remedy, and that
Mode of Treatment you directed me to adhere to in this place,
Mr. Flight presents his respects. And authorizes me to say, that he
has found GREAT BENEFIT, although he had been long and seriously
afflicted with that sort of dimness which portended TOTAL LOST OF
SIGHT; and although he is SEVENTY-FOUR YEARS OF AGE, yet he is
so much to covered, *as to be able to* READ MIDDLING SIZED PRINT ! !
FOUR younger Persons, who where also afflicted with Dimness,
are QUITE CURED : TWELVE, of a more advanced age, are greatly
benefited; and EIGHT others, who were principally Dark in one
eye, are progressively getting better !!   A very remarkable Case
is exemplified in Maria Bennett, who was dimissed from the Infirmary at Exeter as incurable, having BLACK CATARACTS,
BUT CAN NOW SEE TO THE BAD A SMALL NEEDLE. — Such has been
the blessing of Heaven on your Remedy in this place, within the
short space of three or four months, that I consider it to he the
most egregious folly for any, however high their tank, or advanced their age, or however seriously afflicted, to remain so, or
consent to any Surgical Operation, without giving your Remedy
at least THREE OR FOUR MONTHS TRIAL. — I purpose next week to
publish these Cases in the Country Papers, as it is a pity that
your EXTENSIVE USEFULNESS should not be more generally known.
believe me to be your much obliged, etc.

" HEPHZIBAH FLIGHT. "

" To Mr. Williams, Oculist London: "

Copy of second Letter the same Lady, dated September 14, 1811.

" I last evening receveid the parcel containing your valuable
Medicine for Diseased Eyes, and also your Remedy for *Deafness**

safe, for which I return you my sincere thanks. Mr. Flight presents best respects, and desires me to say, the benefit he has received from your Medicines has proved permenent, and that his Sight is as for restored, as, at the age of *Seventy-five*, could be possibly expected. With cordial respects, your's sincerely,

H. FLIGHT.

" To Mr. Williams, Oculist, London. "

(Copy of a Letter from the parents of a Child BORN BLIND, and who an eminent Oculist pronounced could never he restored to Light!)

" SIR,

We beg leave to return you have performed on our Child, who was Born Blind. All other medical advice proved useless; nay, they said he was born destitute of the powers of vision, or that they were destroyed; but we bless GOD he is now *restored to perfect Sight,* by your Medecines, and in the space of a few months!! We remain your ever obliged and humble servants,

JAMES and SARAH SHEARMAN.

" Baldwin's Gardens, Grays Inn-Lane, London. "

" It is with pleasure we record that in a very great variety of instances, benefit has been received at Clonmel from the application of the compositions of Mr. Williams, the Oculist, from London. Many have been induced, from motives of humanity, to inspect the method of treatment adopted by Mr. Williams, and from an investigation of the cases and results or his applications, to consider his plan both save and rational. The anexed Document from an eminent Physician, just put into our hands, supersedes the necessity of our saying more on the subject. — (Copied from the *Clonmel Advertiser,* of the 9th of October, 1813.)

" Dr. Constable, being induced from motives of curiosity to attend to the cases that have been under the superintendance of Mr. Williams, and his plan of treatment whilst in Clonmel, presents him his compliments, and informs him he can have no objection to state, that in his opinion, several persons labouring under Ophthalmia, and other diseases of the Eyes, having been greatly benefited by the application of his composition, even during the short period of his residence in this town. Dr. C. allows Mr. Williams to make what use he pleases of this communication. — Dated Clonmel, October, 8, 1813. "

A Letter from the Brother of Sir Charles Blunded, Bart. Blundon Hall, near Kilkenny, dated Callan, Nov. 1813.

My dear Sir — I have strictly followed your directions, and concluded all your Medicine about a week ago; and it gives me great pleasure to say, that I feel my eyes so healthy and strong as not to require the using it any more at present; however, I shall feel happy in having another packet in case of necessity. I will instantly acquaint you when I am obliged to use it, and most faithfully comply with your wishes and directions.

And am, etc. etc.

W. P. BLUNDEN.

J. Williams, Esq. Esq. Oculist, London.

Extract of a Letter from T. Pender, Esq. dated Carlow, September 21, 1815.

" Sir,

" It is with pleasure I acquaint you, that Miss Galbreath can now see to go through the whole town without a guide, notwithstanding her total darkness, until your medicine was applied. Great number of your patients here have called on us to speak of the benefit received, and desired I would write a letter of thanks on their behalf, which I do most cheerfully; and am, Sir, etc.

THOS. PENDER.

To J. Williams, Esq. Oculist, London. ' "

Copy of a Letter, received from Mr. Walsh, a tabacco manufacturer of Cork.—A gentleman who had been entrusted with Mr. William's medicines, for the cure of his son, who was so seriously afflicted with a disease or affection of the Optic Nerve, as to incapacitate him to see to read or write, even with spectacles (which he had long been obliged to use), at the time he became a patient ; and who, no doubt, would soon have become blind, by the gutta serenna.   But instead of which, he can now see to read without spectacles : —

Cork, Nov. 17, 1813.

“ Sir,

“ On the 1th instant, I duly received an additional supply of medicine ; according to your promise, which is now also nearly exhausted ; and I have to request you will immediately send me another supply, as it gives me much pleasure to say, that my son finds his sight much improved. When first placed under your care, he could not read even with glasses, but now can read without them ; and, by the blessing of God, I hope that he will, before the expiration of the time fixed on by you (eighty days), perfectly cured.   I am, dear Sir, with great respect, your much obliged and grateful Servant,

JOHN. WALSH.

“ To Mr. Williams, Esq. Oculist. ”

(Copy of a Letter from the Rev. M. Smith, of Hatton Chapel, dated 13, Cross-street, Hatton-garden, June 25, 1811.   An Ophthalmia Case.)

“I embrace the earliest opportunity of returning you my sincere grateful thanks, for the very kind attention which you have shewn towards my infant son, and I have the satisfaction to inform you, under the blessing of Divine Providence, that the Mode of Treatment so successfully practised by you, has perfectly restored his eye, of which (from its inflamed appearance, and most dreadful discharge,) I at one time entertained the most alarming apprehensions. In justice to yourselves, and from a principle of humanity towards my fellow-creatures, I shall make known, in the whole circle of my friends, the wonderful effects of your invaluable discovery, which I have now witnessed in several instances. At the same time, I beg leave to state that you are at perfect liberty to lay this communication before the Public, through any channel which you may think proper. Sincerely wishing you success equal to the merit of your great exertions,

" I have the honour to remain, etc. etc.

" T. SMITH, Minister of Hatton Chapel. "

" To Mr. Williams, Oculist. "

The following is a copy of a Letter addressed to Mr. Williams, received yesterday at this Office, from Mr. and Mrs. Tyler, dated Nº. 3o, Castle-street, Leicester-square, London, January 6, 1814; stating their gratitude for the recovery of the sight of one child in two or three weeks, and of the sight of one eye of their son within the period of six months, who had been six YEARS under the care of another Oculist without benefit : —

" SIR,

We feel ourselves in duty bound to return you sincere thanks for the cure of our daughter, who had been afflicted with bad eyes four months, to so great a degree as that we were fearful she would have been deprived of sight ; but, we bless God, her sight was perfectly restored in fourteen days. Our son George han been afflicted from infancy, and was under the care of Mr. Phipps six YEARS, at different periods, yet the film increased instead of diminishing, and the boy was nearly blind. About five years since we were advised to place him under your care; and we have the pleasure to say, that in about five or six months he was perfectly restored to the sight of one eye, which continues perfect to this day. The sight of the other was totally destroyed before he came to you, yet even that eye (although the sight is lost) is also considerably improved in its appearance. We are, Sir, your obliged and ever grateful servants, "

ROBT. and ANN TYLER. "

" To Mr. Williams, Oculist.

(Copy of a Certificate from a Medical Gentleman of the first respectability, of a Cure performed by Mr. Williams, on a Lady of eminence, *who had previously been under the care of the most celebrated Oculists in London, to no purpose.* — Dated Bath, June 30, 1810.)

" A lady of my acquaintance had an *opake substance* on the coat of the Eye, and applied to M. Williams for relief; in the course of a Month it was *intirely removed, by applications peculiar to hir Practice;* the Eyelids were affected at the same time, but were *perfectly cured.* "

" Witness, THOMAS GREENSMITH, Surgeon, Chippenham, near Bath. "

Extract of a Letter from Mr. R. Ellis, officer of his Majesty's Customs, dated N°. 4, Pleasant Row, Stepney Green, Mile End, July 9, 1811, giving an account of the recovery of thi sight of an Eye, which had been lost by lightning upwards of *Twenty* years.

" I had nearly lost the sight of both my Eyes, by a flash of lightning, of the coast of Gninea. On one Eye I could not discern any thing upwards of twenty years ; but about four months since I became your patient, and I have the pleasure to acquaint you, that I can now see with both Eyes nearly as well as ever I dip in my life. I am not the only person benefited, as I witnessed many others who were totally blind, that are now restored to Sight, as well as your ever obliged,

R. ELLIS, Custom House Officer. "

" To M. Williams, Oculist. "

MULTUM IN PARVO.

BEAUCOUP EN PEU DE MOTS.

A fin que les personnes affligées de maux d'yeux puissent conserver l'espoir de guérir, même dans les cas les plus déplorables, et quel que soit leur âge, l'auteur croit devoir faire mention d'une vingtaine de cures les plus remarquables, soit par l'âge avancé des malades, soit par des circonstances extraordinaires survenues dans le cours de la maladie.

1°. Une personne recouvra la vue à l'âge de cent huit ans, et fit faire à cette époque son portrait qu'on a pu voir pendant plusieurs années à la Bourse de Londres ; et les noms de deux personnes témoins de ce fait sont au bas du portrait.

2°. Un enfant, nommé Bondan, demeurant rue de Paradis, n°. 6, faubourg Saint-Denis, a recouvré la vue depuis l'arrivée de l'auteur à Paris, contre l'opinion de deux célèbres oculistes qui regardaient le cas comme incurable, à raison de la paralysie du nerf optique.

3°. Une personne du comté d'Yorck, en Angleterre, devint aveugle par suite d'une cataracte, ce qui l'obligea d'entrer à l'hôpital de Léeds, où elle resta deux ans pendant lesquels elle fut opérée sept fois d'un œil et huit fois de l'autre, sans aucun succès. Les Révérens MM. Taylor de

Bradford, et Rigby de Black-Ley près Halifax, comté d'Yorck, chargés par l'auteur d'administrer au malade son médicament, le virent, à la longue, recouvrer assez bien la vue pour suivre ses affaires.

4°. Le fils de M. Jyler, demeurant Castle-Street, n°. 30, Leicester Square, à Londres, recouvra, au bout de six mois, un œil pour lequel il avait été soigné par un autre oculiste pendant six ans, sans pouvoir guérir.

5°. Un des gens du comté de Buckingham, place Hamilton, n°. 5, à Londres, recouvra parfaitement la vue contre l'opinion du pharmacien de sa seigneurie, qui avait prononcé que les deux yeux étaient perdus, et malgré les avis et soins d'un autre oculiste.

6°. A Youghall, en Irlande, plusieurs personnes, dont une était restée privée d'un œil pendant soixante ans, recouvrèrent la vue par l'usage du médicament de l'auteur, confié à l'épouse et à la fille de M. W. Paterson.

7°. A Dublin, trois dames résidant à Upper-Stafford, n°. 25, ont fait nombre de cures par l'application du remède de l'auteur. Un de ceux qu'elles guérirent était resté deux ans à l'hospice des Incurables.

8°. A Dundee, en Ecosse, le révérend M. Campbell a soulagé plus de cent personnes, dont une n'avait pas vu la lumière du soleil depuis cinquante-trois ans.

9°. A Newton-Upon-Ayr, en Ecosse, plus de quatre-vingts personnes, dont une, depuis cinquante-sept ans, était privée de l'usage d'un œil, furent soulagées par le révérend M. Maclean, auquel l'auteur avait confié son remède.

10°. A Liverpool, cinquante-trois personnes ont recouvré la vue, parmi lesquelles une était privée d'un œil depuis cinquante-six ans; une autre depuis quarante; une

troisième depuis vingt-cinq ; d'autres entièrement aveugles
depuis trois, sept, dix, quatorze et dix-sept ans. Une
d'entre elles était née aveugle. Ces cécités étaient venues
à la suite de convulsions, fièvres, inflammations, rou-
geoles, petites véroles, et une variété d'autres causes : in-
formé de ces cures, le révérend Banester lui en fit des remercîmens publics dans l'église de la paroisse de tous les Saints.

11°. A North-Meols près Ormskirk, dans le comté de
Lancastre, un homme qui avait été aveugle d'un œil pendant quarante ans, recouvra la vue, et un jeune homme
qui était né ayant les yeux très-malades, fut guéri par le
médicament de l'auteur, confié au révérend M. Greatbatch,
de cette ville.

12°. John Jaylor Esquier, à Masborò près Rotherham,
comté d'Yorck, à qui l'auteur avait confié son médicament,
guérit quantité de borgnes et d'aveugles, après avoir lui-
même recouvré la vue, dont la rougeole l'avait privé pendant vingt-cinq ans.

13°. Madame Jatlock, demeurant à Croydon, Sierry,
sœur de M. l'Alderman Combe, membre du parlement de
Londres, recouvra l'usage d'un œil, dont elle avait été
privée pendant trente ans.

14°. Un jeune homme, nommé Heskett, de la ville de
Winchester, était affligé depuis sa naissance, d'une fistule
lacrymale qui le gênait beaucoup. Il fut amené à Londres
par l'honorable Mis Slater, demeurant à la Tour, du côté
de la terrasse. Après avoir subi inutilement plusieurs opé-
rations chirurgicales à l'hôpital de Winchester, il fut parfaitement guéri par l'usage du médicament de l'auteur.

15°. Le révérend M. Pengilly de Newcastle, dans le
comté de Northumberland, auquel l'auteur avait confié
son remède, ne soulagea pas moins de plusieurs centaines

de personnes dans cette grande ville, dont cinq d'entre elles étaient nées aveugles.

16º. A Chester, le révérend M. Wall, grâce au médicament de l'auteur, soulagea entre autres deux personnes qui étaient nées aveugles.

17º. Même exemple à Manchester, par les soins du révérend M. Marsh, qui a rendu service également à plusieurs centaines de personnes, par l'usage du même remède.

18º. A Woodbury près Exeter, le Major-Général Peché fit recouvrer la vue à un vieillard de quatre-vingts ans. Sa confiance dans le remède de l'Auteur, l'engagea à en faire usage lui-même, pendant plusieurs mois, et à l'âge de soixante ans, il put lire sans lunettes, de très-petits caractères, chose que la vue ne lui permettait plus, depuis plusieurs années. Ce fut dans cette ville qu'un Prussien qu'on avait jugé incurable dans les hôpitaux de Malthe, Portsmouth, Grenewich et Chelsea, recouvra la vue.

19º. M. R. Ellis, Officier des Douanes, demeurant à Londres, Pleasant Row Stepney Green, Mile End, avait perdu l'usage d'un œil par l'effet d'un éclair, sur la côte de Guinée, en 1811 ; le remède de l'auteur lui rendit l'usage de cet œil, et améliora sensiblement l'autre.

20º. Pour prouver toute l'utilité de ce remède, dans les cas d'ophthalmie , l'auteur citera deux familles de Londres, dans l'une desquelles dix personnes étaient à peu-près aveugles ; sept personnes de la seconde se trouvaient dans le même état. Par suite d'un traitement méthodique et l'usage de ce remède, tous se trouvèrent guéris au bout de quelques mois, à l'exception d'un seul enfant. La première famille, nommée Furze, demeure Edward Street, by Wardour Street ; l'autre , nommée Phillips, réside Gloecester Street, nº. 12, commercial road à Londres.

Dans l'invasion des maladies légères de l'œil ou des paupières, l'usage du remède de l'auteur, pendant deux ou trois jours seulement, a souvent suffi pour guérir. Il n'est donc pas une famille qui ne doive en être pourvue, afin qu'on puisse arrêter de suite les progrès du mal qui, pour être négligé dans le principe, produit souvent les résultats les plus funestes.

L'auteur, par humanité, a très-souvent donné des soins à des personnes dont l'ouïe ainsi que la vue étaient affectées. Une dame nommée Hewit, qui avait été guérie de maux d'yeux (et qui lui a permis de faire usage de son nom), lui représenta que sa mère (âgée de plus de soixante ans) avait perdu entièrement l'usage d'une oreille. Au mois d'août dernier, elle fut mise sous ses soins ; il lui envoya des remèdes à injecter dans l'oreille soir et matin. Le résultat est annoncé dans la lettre suivante, datée du 24 novembre 1813, et portant que ses deux oreilles sont parfaitement rétablies.

MONSIEUR,

« Permettez-moi de vous faire mes sincères remercîmens pour le bien que m'a fait l'usage de votre remède pour la surdité, qui a surpassé mes plus grandes espérances. L'aise que j'éprouve actuellement, me fait désirer de rendre cette cure publique, afin que les personnes qui se trouvent dans le même cas, sachent où s'adresser pour être soulagées. J'avais entièrement perdu l'usage d'une oreille pendant un temps considérable, et j'éprouvais aussi une sensation très-désagréable dans la tête, qui me rendait stupéfaite. C'est avec un vrai plaisir que je déclare que (quoique j'aie plus de soixante ans) j'ai l'ouïe très-fine : ce qui ne serait pas, j'en suis bien persuadée , si je n'avais pas eu recours à votre excellente composition. Le désir d'être utile aux affligés me force à dire que je serai toujours charmée de répondre aux questions qui me seront faites à ce sujet, soit personellement ou par lettres (port franc.)

« Je suis , etc., signé C. WALKER.

« Lowhill , Liverpool , le 14 novembre 1813.

« A. J. WILLIAMS , Ec. Oculiste à Londres. »

FIN.

ERRATA.

Page 138, *au lieu de :* Lettre de M. Robert Hill, à M.
Williams. *Lisez :* Lettre de M. Révérend Robert Hill,
oncle du général Lord Hill, en date du 30 avril 1812.